邱云飞 ◎ 著

中医药文化传承研究

U0200808

郑州大学出版社

图书在版编目(CIP)数据

中医药文化传承研究／邱云飞著. — 郑州：郑州大学出版社，2023. 7
(2024. 6 重印)
ISBN 978-7-5645-9724-5

Ⅰ.①中…　Ⅱ.①邱…　Ⅲ.①中国医药学 - 文化 - 研究
Ⅳ.①R2-05

中国国家版本馆 CIP 数据核字(2023)第 088604 号

中医药文化传承研究
ZHONGYIYAO WENHUA CHUANCHENG YANJIU

策划编辑	李龙传	封面设计	苏永生
责任编辑	张彦勤	版式设计	曾耀东
责任校对	刘 莉	责任监制	李瑞卿

出版发行	郑州大学出版社	地　址	郑州市大学路 40 号(450052)
出版人	孙保营	网　址	http://www.zzup.cn
经　销	全国新华书店	发行电话	0371-66966070
印　刷	廊坊市印艺阁数字科技有限公司		
开　本	710 mm×1 010 mm　1 / 16		
印　张	12	字　数	204 千字
版　次	2023 年 7 月第 1 版	印　次	2024 年 6 月第 2 次印刷
书　号	ISBN 978-7-5645-9724-5	定　价	68.00 元

前　言

　　中医药文化是中华民族在长达五千多年的历史时期里,在抗击疾病和寻求健康的实践中,在中国传统文化的环境中创造并利用的精神和物质的总和,是中国传统文化的优秀代表,是我们中华民族的宝贵财富。

　　在中华民族发展史上,中医药文化为保障中华民族的繁衍昌盛,为各族人民的健康做出了巨大贡献。在现代科学高度发展的今天,中医药文化仍然是我国国民健康事业践行的优秀医药文化。为什么一个原创于距今数千年前古老国度的医药文化,至今还保持着极强的生命力?中医药学为什么在解决许多现代医学难题的实践中,还能发挥积极的作用,推动着我国国民健康事业的发展?中医药文化与中国传统文化存在着怎样的内在联系?所有这些问题,都是关心中国传统文化、关注中医药事业发展方向的人们希望弄清楚的,却又很难从中医药文化本身找到理想的答案,因为这些问题的实质是一个文化问题,而不是专业问题。从文化的层面循着文化发生和发展的基本规律,探索中医药文化的文化本质、特点和发展规律,使传统的中医药文化在现代科学文化环境中焕发时代的活力,是新时代中医药人义不容辞的责任和义务。

　　本书适应了中医药文化的发展需要,从文化学的视角,用通俗的语言、适宜的形式,阐述了人们关注的中医药文化的相关问题。本书主要包括中医药文化的概述、中医药学的文化特点与本质、传统文化对中医文化的影响、中医药文化的认知之路、中医药文化的创造性发展研究、中医药非物质文化遗产的研究、中医文化名人。本书为广大中医药学子在现代科学文化环境中传承祖国医药遗产,架起了一座通向中国传统文化、通向传统中医药学的文化桥梁;为我国广大民众了解中医药文化,理解中医药学的深邃内涵,提供了一个系统而通俗的中医药文化读物。

目 录

第一章 中医药文化传承研究概述 ……………………… 001

第一节 中医药文化传承研究的含义和范畴 ……………… 001

一、中医药文化传承研究的含义 ………………… 001

二、中医药文化传承的研究范畴 ………………… 003

第二节 中医药文化传承研究的内容 ……………… 007

一、中医药文化的学科研究 ………………… 007

二、中医药文化发生和发展的研究 ………………… 008

三、中医药文化形态的研究 ………………… 009

四、中医药学的文化学研究 ………………… 010

五、中医药文化的社会学研究 ………………… 011

六、中医药文化的现代研究 ………………… 012

第三节 中医药文化传承研究的意义、任务和方法 ……… 014

一、中医药文化传承研究的意义 ………………… 014

二、中医药文化传承研究的任务 ………………… 016

三、中医药文化传承研究的方法 ………………… 017

第二章 中医药学的文化特点与本质 ……………… 018

第一节 中医药学的文化特点 ……………… 018

一、中医药学的文化基础 ………………… 018

二、中医药理论的文化特点 ………………… 023

三、中医药学的实践特点 ………………… 029

第二节　中医药学的文化本质 ·················· 032

一、中医药学的文化属性 ·················· 032

二、中医药学的文化形态 ·················· 035

三、中医药学的科学本质 ·················· 039

第三章　传统文化对中医文化的影响 ·················· 043

第一节　儒家文化与中医文化 ·················· 043

一、儒家文化及其特点 ·················· 043

二、儒家文化对中医文化体系的影响 ·················· 044

三、历代著名儒医 ·················· 052

第二节　佛教文化与中医文化 ·················· 053

一、佛教教义对中医的影响 ·················· 054

二、佛教宗教活动对中医的影响 ·················· 056

三、佛教思想影响下的中医实践 ·················· 056

第四章　中医药文化的认知之路 ·················· 058

第一节　中医药学理论的形成 ·················· 058

一、中医药理论的认知 ·················· 059

二、基本理论的形成 ·················· 061

三、临床理论的形成 ·················· 063

第二节　中医药学术思想的认知之路 ·················· 066

一、中医各家学术思想萌发的思维契机 ·················· 067

二、中医学术思想的阐发形式 ·················· 068

三、中医学术争鸣的活力 ·················· 071

第五章　中医药文化的创造性发展 ·················· 073

第一节　中医药文化的宣传推广 ·················· 073

一、中医药文化纳入中小学基础教育 ·················· 074

二、科学性、实用性、共赏性兼具的宣传教育模式 ·················· 079

第二节　中医药文化创造性转化及创新性发展的思考 ·················· 087

一、关于中医药国际化 ·················· 088

二、关于《中华人民共和国中医药法》 …………………… 089

三、关于中医药知识产权 …………………………………… 091

四、关于中医药高等教育顶层设计 ……………………… 093

五、关于中医药人才培养 …………………………………… 094

六、关于中医药事业发展资金投入 ……………………… 095

七、关于中医药文化传承研究 …………………………… 096

第六章 中医药非物质文化遗产的传承 …………………… 098

第一节 传统医药非物质文化遗产分类 …………………… 098

一、相关概念的辨析 ……………………………………… 098

二、传统医药非物质文化遗产保护 ……………………… 101

第二节 中药炮制技术 …………………………………… 101

一、中药炮制技术 ………………………………………… 101

二、四大怀药种植与炮制 ………………………………… 106

三、水银洗炼法 …………………………………………… 113

第三节 中医传统制剂 …………………………………… 115

一、东阿阿胶制作技艺 …………………………………… 115

二、龟龄集、定坤丹制作技艺 ………………………… 122

第四节 正骨疗法 ………………………………………… 128

一、宫廷正骨疗法 ………………………………………… 128

二、罗氏正骨法 …………………………………………… 132

三、平乐郭氏正骨疗法 …………………………………… 144

第五节 同仁堂中医药文化 ……………………………… 156

一、所在地区概况 ………………………………………… 156

二、历史发展与现状 ……………………………………… 156

三、传承谱系 ……………………………………………… 157

四、文化内涵 ……………………………………………… 161

五、内容 …………………………………………………… 162

六、保护现状 ……………………………………………… 164

第七章　中医文化名人 ································· 167

　第一节　中医文化名人的特征 ························· 167

　　一、大慈恻隐,医德高尚 ··························· 167

　　二、立足实践,开拓创新 ··························· 168

　　三、博览群书,学识渊博 ··························· 169

　第二节　中医历史上的文化名人选介 ··············· 169

　　一、岐伯 ······································· 169

　　二、扁鹊 ······································· 170

　　三、张仲景 ····································· 172

　　四、华佗 ······································· 176

参考文献 ······································· 180

第一章 中医药文化传承研究概述

第一节　中医药文化传承研究的含义和范畴

中医药文化传承研究是运用文化学的一般理论,对中医药文化及其活动的研究。

一、中医药文化传承研究的含义

中医药文化传承研究是关于中医药文化的起源、演化、发展、社会作用、传播方式以及表现形式的特点、本质、规律和联系的系统研究。

(一)中医药文化传承研究的核心要素

中医药文化的研究对象是中医药文化,中医药文化的核心是"中",是指中华民族创造的文化,而不是其他民族或民族群;是在中国传统文化的环境中,而不是在西方近、现代文化环境中;是在抗击疾病和寻求健康的社会实践中,而不是在生产劳动等其他实践中创造的文化。

"起源""演化""发展""社会作用""传播方式"和"表现形式"等,这些都是中医药文化传承研究的主要内容,事物都有其起始,有发展变化过程及其表现方式,研究需要分析它的作用。本质、规律和联系是对客观事物的理性把握,这里表示中医药文化传承研究的目的。系统研究是中医药文化传承研究的层次性表述,即对上述一系列研究内容研究的结果,以系列理论的形式呈现。

(二)中医药文化传承研究的基本思路

中医药文化传承研究是将中医药文化及其活动作为一种社会现象来研

究,将中华民族抗击疾病和寻求健康的基本社会实践及其产物作为一类客观现象,从文化学的视角出发,揭示中医药文化及其活动的本质,寻找中医药文化发生、发展及其表现形式的特点和规律,建立起中医药文化内在联系体系及其与其他文化的外在联系。

(三)中医药文化传承研究的指导理论

中医药文化传承研究应当在文化学理论的指导下进行,原因如下。其一,文化学是关于一切文化现象研究的系统理论,中医药文化是人类文化的一种形式,它体现着人类文化的基本特征和基本规律;其二,文化学研究近年来正处在研究的热潮,并且已经形成了较为完整的理论体系,积累了较为丰富的经验;其三,文化学研究可以为中医药文化传承研究提供理论依据和研究方法;其四,在文化学指导下研究中医药文化,能使研究遵循文化本身的特质和规律,能有效避免中医药文化传承研究简单化,避免将中医药学与中国传统文化形式和内容联系的描述代替中医药文化传承研究。

中医药文化的本质是它区别于其他文化的内在属性,中医药文化的特点是它区别于其他文化的外在体现,中医药文化的发生和发展规律是人类文化发展规律的特殊表现,中医药文化的社会作用是其他文化不能代替的。

(四)中医药文化传承研究的性质

所谓文化研究的性质是指研究活动本身的内在本质,中医药文化传承研究的内在本质主要体现在如下几个方面。其一,中医药文化是对社会现象的研究,是社会现象其中的一类现象。这类现象既是自然现象,又是一种客观存在。就整个社会性现象而言,它不以人的意志而存在,但当具体到某个别现象,它又受到人的意志的影响。例如,作为个体的自然人所认定的健康观念直接作用于该人的健身行为。其二,中医药文化是对人类活动的研究,准确地说是对人类在某一实践活动领域的研究,因此,本研究具有人类学研究的本质内涵。其三,中医药文化是对从古至今的中华民族群体,在抗击疾病和寻求健康这一具体实践领域里社会活动的研究。其四,中医药文化是对中华民族在医药领域实践活动本身和活动过程产生的文化及利用文化活动的研究。其五,这是一种需要多学科交叉的综合性研究,因为此研究除需要中医药文化与文化学理论交叉以外,还需要借鉴哲学、心理学、历史、社会学等学科的理论指导和最新研究成果。

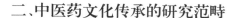

二、中医药文化传承的研究范畴

中医药文化传承研究既不是对中医药学的研究,也不是对中医药文化本身的研究,而是在文化学的层面对中医药文化的研究,此研究与中医药文化有着立体的关系。

(一)中医药文化传承研究的理论基础

任何一门学科的研究都是在一定的理论基础上进行的。中医药文化是一种社会现象,也是一种文化现象,它又是在人们为维护自身健康的活动中创造的文化。因此,社会学和人类学是中医药文化传承研究的重要理论基础。

1.社会学理论　中医药文化是中华民族数千年来抗击疾病和寻求健康实践的思想结晶,中华民族在创造和利用文化的过程中充分体现了社会性的特征。其一,它是全民族的实践,是全民族的智慧,是最常见、最普遍的社会活动之一;其二,文化的创造、利用和活动是由人激起的,涉及人与人之间的信任、职业、知识、地位、经济和情感等关系;其三,中医药文化及其活动关乎全社会各个阶层,关乎社会每个成员的生命、生活等切身利益;其四,社会学理论对社会文化和社会活动本质、规律及联系研究的理论和最新成果,是指导中医药文化传承研究的重要理论参考。欲从理论与实践结合的层面阐述中医药文化的社会特性、社会作用,须借助社会学的理论。

2.人类学理论　中医药文化传承研究离不开人类学理论的指导,根据如下:其一,我们中华民族数千年来的医药实践属于人类活动的一部分,表现着人类活动的一般规律,也体现着我们民族特有的活动规律;其二,我们中华民族是在中国传统文化环境中,进行的解除疾苦、减轻疾苦和保持舒适健康的人类活动,一定程度上体现着我们这个民族群体的心理和认知的特点;其三,中医药文化活动体现了人类社会活动最基本的特征,人类学理论为中医药文化传承研究提供人类自然和社会活动的一般原理。

3.文化学理论　文化学的一般原理和最新研究成果为中医药文化传承研究提供关于文化的发生、发展、演变、传播,以及表现形式的特点、规律和联系的理论及研究方法。

(二)文化学研究的重要分支

文化学是关于人类一切文化现象研究的专门学科,但人类的实践范围有多种门类,人类在实践中创造的文化也有多种多样。中华民族数千年来所从事的医药实践及其文化,是人类实践和文化的重要组成部分,因此对中华民族所从事的医药实践及其文化研究形成的系统理论体系,是人类文化学的重要组成部分,中医药文化传承研究是文化学研究的一个分支。

(三)中医药文化的体系构成

为了探索中医药文化的表现形式和发展规律,我们可以根据研究的需要依照不同的标准,把中医药文化划分为若干种类型。

1. 以在社会文化活动中的作用特点划分　中医药文化可分为专业性中医药文化、行为性中医药文化和民俗性中医药文化等。①专业性中医药文化主要指中医药学,它是关于人的健康和疾病,关于人体的结构与功能,人的健康与自然的关系,人体疾病的诊断、治疗及康复的系统理论和技术体系,是指导中医药专业者从事专业实践的理论和技术依据。②行为性中医药文化主要指人们因为健康和疾病问题围绕着中医药文化而引起的行为,如人们为了保持健康或摆脱疾苦按中医理念展开的活动、中医药专业者为民众健康而施行的中医诊疗操作行为等。③民俗性中医药文化是指民众在生活、生产或社会交往中,所体现的以中国传统文化为知识基础的保健、防病、治病等小知识以及行为方式等。这些文化丰富了民间健康文化的内容,起到了繁荣和普及中医药文化的作用,同时为专业者的认知和实践源源不断地提供着文化和技艺的素材。

2. 以表现方式划分　中医药文化可以分为理论性中医药文化和技艺性中医药文化两种。理论性中医药文化是指关于中医药学研究对象"是什么"和"怎么样"及"为什么"的理性阐述,如中医学的阴阳、五行学说,藏象、经络学说等,临床理论的六经辨证、八纲辨证、卫气营血辨证等,中药方剂理论的四气、五味、归经、配伍等。技艺性中医药文化是指人们在维护人体健康的过程中创造的技术、精细操作等,如针灸、推拿技术,"金针拨障"术等。

3. 以中医药文化的内容划分　中医药文化可分为医理医技文化、中药文化、人文文化、健康文化和物态文化等。①医理医技文化是指人们以中国文化为知识基础,围绕着人认知疾病、治疗疾病、康复而形成的文化,如中医学基础各种学说、中医临床各科等。②中药文化是指人们以中国传统文化为知识基础,为寻找、辨认、运用和解释治病的药物而形成的文化,其中包括药物的名称、分类、特性、共性、作用、采集、加工、储存等,中药的功用、性味、归经、主治、配伍等是中药学的核心内容,方剂知识是中药文化的重要组成部分。③人文文化是指在中国传统文化环境中,人们因为医药之事所发生的人际关系中产生的文化,如历史名医列传、中医医德思想、中医行医伦理观念等。④中医药健康文化是以中医药学为知识基础而衍生的以防病、养生、保健为主要内容的文化,其存在形式多种多样,中医基础理论中关于摄生的内容是中医药健康文化,其他如中医药的民俗文化中都有关于健康的文化,它可以以素材、观念的形式存在于多种中医药文化形式之中。⑤物态文化主要指在中医药实践中,为实践的需要,人们所创造、利用和发现的实物总称,如针灸银针、针灸铜人、诊脉用腕枕、药材加工工具、煎药用砂锅等,中药材也应当属于物态文化,因为它是被人们发现可以用于治病的自然物。

还可以根据研究的需要设定划分中医药文化的标准,将其分门别类,如可以按中医药文化发生、发展的历史时段划分等,此处不再一一阐述。依据设定的标准划分中医药文化的类别,并不是非此即彼的严格界定,有些中医药文化因其具有多种特点,可能在多种文化形式中出现。

(四)中医药文化传承研究与有关研究的区别

1. 与中医药学的区别　中医药文化传承研究与中医药学有着本质的区别,它们之间的区别主要表现在研究的对象、目的、性质和方法均不相同。

其一,中医药文化传承研究与中医药学研究的对象不同。前者将一切因为人的健康而引起的社会实践和由此产生的意识、观念、知识、理论、技艺以及物化产品都作为对象来研究,其中不仅将后者作为一种文化现象来研究,而且将我们祖先依据什么文化,以怎样的心理状态,运用怎样的思维方式、方法创造的中医药学,都作为研究对象;不研究人体的结构与功能,却追溯古代中医是怎样观察和研究人体的;不研究人与自然有什么关系,却研究我们的祖先为什么要将人与自然联系起来;不研究人应当怎样保持健康身体,却研究后者关于"治未病"的理论和方法是如何形成的;不研究疾病的发生、表现、发展、诊断、治疗、康复的本质及规律,却研究医者运用后者为民众解除疾苦活动所引起的社会文化关系及其文化活动等。后者的研究对象是人体,人体的健康,人体的疾病及其发生、发展规律,疾病的诊断、治疗和康复及相应的技术,人体、健康、疾病与客观环境的关系等。

其二,中医药文化传承研究与中医药学研究的目的不同。前者的研究是为了中医药文化的规范化和优化发展,使之更有效地服务于我国的中医药事业。后者的目的是更有效地保障广大民众的身心健康,提高民众的健康水平。

其三,中医药文化传承研究与中医药学研究的性质不同。前者研究的是文化及文化活动,属于社会现象,属于社会科学的范畴;而后者研究的是人体及人体的健康与疾病,本质上属于对自然现象进行研究,原则上属于自然科学的范畴。

其四,中医药文化传承研究与中医药学研究的方法不同。前者主要运用资料文献分析法、调查法、观察法等;而后者主要运用以司外揣内、意会、形象性构思等为主要思维特点的形象思维方式,运用临床试验和临床经验等方法。

2. 与医学文化研究的区别　中医药文化传承研究与医学文化研究的对象虽然都是人们在医药实践中的文化现象,但由于这两种文化的知识基础不同,文化环境中的文化形态不同,两种医学文化本质上是不同的。因此,两种医学文化不能同类研究。

3. 与中医哲学研究的区别　中医药文化传承研究与中医哲学研究的区别如下:后者主要研究中医药学理论中所体现的哲学思想、辨证法,研究这些哲学思想和辨证法在中医药理论中的作用。而前者将中医药文化中的哲学思想和辨证法作为一种文化现象来研究,寻找它与社会文化环境中哲学思想、辨证法的关系,研究这种关系对社会的作用和发展产生的影响。

4. 与中医思维研究的区别　中医药文化传承研究与中医思维研究的区别主要有:其一,后者只研究从事中医药实践者的认知思维,而前者要研究中医药人与服务对象双方的认知思维,并将双方思维的差别作为重要的文化活动现象,研究其中的本质;其二,后者研究文化环境对中医认知思维产生的影响,前者讨论文化环境为什么会对中医思维产生影响;其三,后者研究中医理论的认知之路和中医临床思维的特点,前者要研究中医理论为什么没有走其他认知之路,研究中医临床思维如何外化,将临床思维的过程和产物如何顺利与服务对象沟通并交流。

5. 与中医心理研究的区别　中医药文化传承研究与中医心理研究的主要区别有:两者虽然都研究心理活动与医药的关系,但后者只研究人的心理活动与其本人的健康及疾病的关系,而前者将人的心理活动与中医药文化

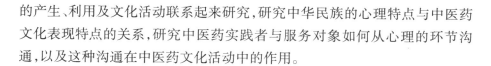

的产生、利用及文化活动联系起来研究,研究中华民族的心理特点与中医药文化表现特点的关系,研究中医药实践者与服务对象如何从心理的环节沟通,以及这种沟通在中医药文化活动中的作用。

第二节　中医药文化传承研究的内容

根据文化学研究的主要内容,结合中医药文化的特点,中医药文化传承研究的内容主要有如下六个方面。

一、中医药文化的学科研究

所谓学科研究是指一门学科之所以形成并独立存在的理性论证,阐述该学科研究的对象、概念、内容、意义、任务和方法等。

(一)研究对象

任何一门独立存在的学科都有其固定的研究对象。因此,中医药文化传承研究应当认识到确定研究对象的重要性、确定研究对象的依据以及确定研究对象的方法。

其一,确定对象是中医药文化传承研究的重要任务,对象不明确则不可能有明确的研究方向,不可能揭示事物的本质和规律。只有明确了中医药文化的研究对象,才能围绕着中华民族医药活动的实践与创造展开研究,从而形成完整的中医药文化体系。

其二,中医药文化传承研究能否形成一个相对独立的理论体系,关键在于中医药文化是否具备独立的研究对象,研究中医药文化是不是一类客观存在又相对独立的客观事物;这类客观事物与人们的生存和发展、与社会的发展是否有着密切的联系;这类客观事物是否具有普遍性,即是否普遍存在于客观世界;这类客观事物是不是一类必要研究的现象等。

其三,中医药文化传承研究不是在中国传统文化中寻找出中医药方面的内容,将其描述出来;不是一方面描述中国传统文化的内容,另一方面介绍它与中医药学的关系;不是主要揭示中医药学中的哲学本质等。其实,确定中医药文化传承研究对象的过程也是一个升华的过程,既然文化学是对人类社会活动及其产物的研究,那么中医药文化传承研究则应当将中华民族抗击疾病和寻求健康的活动,及其在活动中创造的产物作为研究对象,中医药文化传承研究正是为了揭示这一类文化现象的本质、发生发展规律及普遍联系。

(二)概念及范畴的研究

对中医药文化涵盖本质的概括,实际是对该项研究内涵的认识,其认知的内容应包括中医药文化是一类什么现象,这类现象有什么内容,处在怎样的生产力条件下和什么样的文化环境中,依据什么理论展开研究,其结果形式是怎样的等。

对任何一类文化现象的系统研究都不是孤立的,一方面它必然与相关的文化体系有着一定的联系,另一方面它应在更大的文化体系中占有一定的位置。中医药文化传承研究与中医药学的研究有什么联系和区别,与其他中医药交叉学科研究有怎样的区别,它与文化学研究是怎样的从属关系,中医药文化传承研究有没有分支性学科,有哪些分支学科,它们各自有什么研究任务等,都是对本学科范畴的研究。

(三)意义、任务和方法的研究

任何一门学科的研究都有其特殊的意义、任务和方法,中医药文化传承研究亦然。就其意义而言,虽然此研究的意义不及中医药学研究直接关系到人的生命与健康,却从多角度、多层面服务于中医药事业,那么此研究能对中医药事业、对中医药文化、对中医药学的发展体现怎样的意义,对我国社会的和谐发展能发挥什么作用等,都应当进行认真的研究。

中医药文化传承研究是一项长期的研究项目,其短期任务是什么、完成任务的途径和方式是什么等,都是研究者必须明确的。

中医药文化的研究方法应趋同于文化学的研究方法,但必然有其特别之处。

二、中医药文化发生和发展的研究

对中医药文化发生和发展的研究,是中医药文化传承研究的重要内容。

(一)中医药文化发生的研究

文化不是自然物,文化是人的创造,中医药文化发生的研究应当回答如下几个方面的问题:中华民族从什么时候开始主动思考自身的疾苦问题?

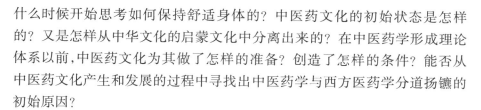

什么时候开始思考如何保持舒适身体的？中医药文化的初始状态是怎样的？又是怎样从中华文化的启蒙文化中分离出来的？在中医药学形成理论体系以前，中医药文化为其做了怎样的准备？创造了怎样的条件？能否从中医药文化产生和发展的过程中寻找出中医药学与西方医药学分道扬镳的初始原因？

（二）中医药文化发展规律的研究

中医药文化在中国传统文化中相对于其他文化形式，形成体系最早，生命活力最强，至今仍然不衰，必然表现出特殊的发展规律。中医药文化传承研究的任务之一就是要揭示中医药文化发展的特殊规律：其一，中医药文化为什么历经数千年而不衰？它是怎样发展的？其发展的动力是什么？其二，中医药文化为什么没有被西方文化所代替或淹没？其三，为什么中医药文化没有发生质的变迁和演化？其四，中医药文化的发展有没有创新？其继承和创新的关系是怎样的？中医药文化的发展应当怎样创新？等等。

（三）中医药文化生态的研究

文化的生态是指一种文化形式的存在和发展与社会文化环境的关系状态。中医药文化在其产生、形成和发展的过程中，经历过几种性质的社会文化环境，每一种文化环境对中医药文化的生存和发展都起了什么作用等，这些研究对揭示中医药文化的本质、规律和联系至关重要。

在中医药文化产生、形成和发展过程中至少经历以下几种文化环境，最初是精神文化启蒙的混沌文化环境，后来是中国文化第一个盛期的文化环境，此后的近两千年是中国传统文化不断发展的时期，西方文化的涌入从本质上改变了中国文化的环境。中医药文化在上述文化环境中是怎样产生、形成和发展的，其表现形式各有什么特点等都是非常重要的研究内容。

三、中医药文化形态的研究

所谓文化形态是指精神文化在形成和表现过程中所呈现的状态，任何一种文化体系都有别于其他文化体系的内在与外在状态的特质。中医药文化区别于现代科学文化包括现代医药文化的特质，主要表现在文化形态上的区别，这是中医药文化极为重要的研究内容。

（一）文化形态研究的主要内容及方法

文化形态有内在体现与外在表现，内在体现有创造某种文化体系的民族心理特征和心理趋向、该民族的文化底蕴、该民族创造文化过程中所表现的主导思维方式等。外在表现有承载文化内容的载体,如语言、文字等的文化特征,包括文字的形态、文字形态与语言的关系、语言表述的逻辑特点以及文化风格等。

中医药文化形态研究的主要目的之一,是将其与现代科学文化包括现代医药学文化区别开来。因此,比较的方法极为重要,比较文化学理论是此研究的指导思想和理论依据。

(二)中医药文化本质的研究

中医药文化的文化本质是中医药文化形态研究的核心,属于文化的内在特质之一。中医药实践者文化自信的思想认知基础就来源于此。中医药人应当首先在文化的层面上理解中医药学,即我们的祖先是在怎样的实践中,在怎样的文化环境中创造的中医药文化,又是怎样将抗击疾病和寻求健康的认知思考的产物表达出来的等。

(三)中医药文化认知思维的研究

文化形态的一个核心内涵是其经过了怎样的认知思维之路,揭示中华民族在创造中医药文化的过程中主要表现了怎样的认知思维模式,这种思维是否符合人类认知思维的规律。这是中医药文化传承研究的任务之一。

(四)中医药文化表现形式的研究

精神文化的表现方式是文化形态的外现状态,中医药文化主要借助汉语言文字的载体展现其文化内容,其载体在中医药文化的产生、形成和发展中起了什么作用,其对理论的阐述方式,对事物现象的叙述及对规律的描述各自表现了什么特点,都必须加以研究,因为这与中医药学的教育有直接的关系;中医药文化表现的风格独具特色,其风格特点与中国传统文化有什么内在联系等都是该研究的重要内容。

四、中医药学的文化学研究

中医药学是中医药文化的核心,是中医药事业的知识和理论基础。中医药人欲树立高度的文化自信,应当首先在文化的层面理解中医药学的文化本质、特点、规律和联系,深刻认知其在我国健康事业中的作用,从而更深刻地理解中医药学的科学实质。

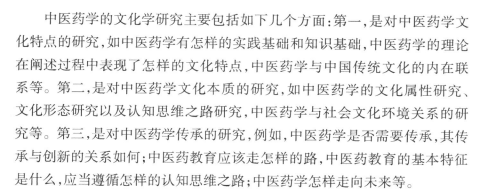

中医药学的文化学研究主要包括如下几个方面:第一,是对中医药学文化特点的研究,如中医药学有怎样的实践基础和知识基础,中医药学的理论在阐述过程中表现了怎样的文化特点,中医药学与中国传统文化的内在联系等。第二,是对中医药学文化本质的研究,如中医药学的文化属性研究、文化形态研究以及认知思维之路研究,中医药学与社会文化环境关系的研究等。第三,是对中医药学传承的研究,例如,中医药学是否需要传承,其传承与创新的关系如何;中医药教育应该走怎样的路,中医药教育的基本特征是什么,应当遵循怎样的认知思维之路;中医药学怎样走向未来等。

五、中医药文化的社会学研究

中医药文化是人们最关注的文化之一,中医药文化活动又是社会活动的重要内容,因此,很有必要从社会学的角度研究中医药文化。

(一)中医药文化民俗文化的研究

民俗文化中关于医药的知识和行为习俗是中医药文化的重要组成部分。其一,中医药文化民俗文化的研究内容相当丰富,因为中医药民俗健康文化涉及中医药学的理、法、方、药,涉及中医药的医事、药事活动的各个方面。其二,中国民俗健康文化是中医药学的社会基础和实践基础,寻找民俗健康、抗病知识与中医药学的关系是本研究不可缺少的内容。其三,本研究的意义一方面为民众在利用民俗文化进行健康行动时提供规范的行为方式,另一方面可以引导广大民众树立养成良好生活习惯的理念。

(二)中医药文化人文文化的研究

中医药文化的人文文化是中医药人在医药活动和社会人文交往中所产生的文化,如古代中医写的医话、札记、序言、后记等文献记载,社会文人撰写的名医传记、医药活动故事等。其内容主要有如下几个方面:历代中医药人关于医药活动的非医药学的体会、议论、事件记录等;中医药人与社会文人交往的故事记载、文化讨论等;以中医药事务为素材的文学艺术作品文化形式等;中医药人的医药文化活动,如中医处方书法、中医诊室装饰、中医药教学环境艺术布设等;中国历代关于中医药的制度及民间医药事务公约等。中医药人文文化研究对于寻找中医药文化与社会文化环境的关系,以及构建和谐医患关系,都有特别重要的意义。

（三）中医药文化健康文化的研究

中医药文化的健康文化是指以指导民众如何保持健康身体为主要目的,以中医药学为知识基础的认知理念和行为规范。其主要研究任务是将深奥的中医药理论、理念、知识和技术转化为广大民众都可以理解并易于操作的健康行动。再进一步开发为一种健康文化产业,为建设文化强国、健康中国做出中医药文化的特殊贡献。

（四）中医药文化伦理道德的研究

中医药文化伦理道德研究是中医药文化传承研究的重要内容,并且有着特殊的意义。其一,中医药文化中蕴含着丰富的医道伦理思想和高尚的医德观念,其内容包括医者与患者的关系,医者与医者的关系,医者的仪表、言辞、举止、表情等;其二,中医伦理道德研究对现时社会建立和谐医患关系具有特殊的意义;其三,本研究的作用一方面在于完善中医药文化传承研究,另一方面为现时中医药人改善和提高医药服务质量提供伦理道德文化的理性资料。

六、中医药文化的现代研究

中医药文化是中华民族自从主动认识客观世界,启蒙精神文化的时代以来,在抗击疾病及寻求健康的思考和实践中创造的文化体系。其主体属于中国古代科学文化的范畴,相对于近、现代科学文化,必然在某些方面显现出一定的局限性或浅显性。运用现代科学的理论和技术对中医药学的研究,是促进中医药文化发展的重要方面,但不是主要的,更不是唯一的途径。

（一）中医药文化现代研究的误区

运用现代科学的理论和技术研究中医药学,过去几十年走了不少弯路,其主要表现有如下几个方面。其一,是以近、现代科学文化的标准衡量中医药学,认为其不符合科学标准,否定了中医药学的科学性。其二,是试图用现代科学的模式改造中医药学。其三,是希望能创造一种既包含中医又包含西医的新的医学模式。其四,是试图对中医药学及其临床过程进行模式化、规范化、标准化、客观化的研究。

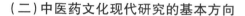

（二）中医药文化现代研究的基本方向

中医药文化的现代研究是指运用现代科学的理论和技术对中医药文化展开研究,其基本目的是发掘和弘扬中医药文化,其研究应当坚持如下的方向。其一,坚持发掘和整理的方向,因为中医药文化历时数千年,流传下来和遗失的中医药文化资料多不可计,如何将其发掘出来,并加以整理,运用于解决现代医学问题的实践中。其二,溯源式研究,即追溯中医药学的某些理论、观念、观点或技术等,经过了怎样的认知思维过程等,用现代的理论和技术寻找其中的准确含义。例如,古代中医关于吃饭要细嚼慢咽的观念,现代研究可以从消化过程的微观生理机制说明古代中医认知的正确性。其三,传统中医药文化可能在某些方面为现代的研究提供某些启示或灵感,循着古人的启示或思路展开探索,可能为现代科学展现一片新的境地。其四,中医药文化传承研究应当进行如何指导现代科学对传统的中医药文化的研究。

中医药文化传承研究的一个重要任务是从文化学的角度,为中医药文化的现代研究提供必要的理论依据和方法。

（三）中西医药文化的比较研究

在文化的层面对中西医药学进行比较研究,属于比较文化学的范畴,在中医药文化传承研究中占有重要地位。其研究的基本任务如下。

其一,从比较文化学的视角揭示中医药文化的本质、特点、表现形式及发生和发展规律。

其二,应对中西医药文化进行比较,阐释西医药学的文化本质及其相对于中医药文化所表现的文化特点,其表现形式与中医药学的区别,寻找西医药学在发生和发展过程中所表现的文化规律。

其三,研究中西医药学在我国的医药实践体系中的文化基础是什么,并从中又产生怎样的冲突,冲突的实质与文化的差别有什么联系等。

其四,中西医药学具有相同的认知对象,其文化不能只有区别,一定还有相互补充,中西医药文化的比较研究应探索中西医药文化相互补充的结合点,以促进社会医药事业的发展。

第三节 中医药文化传承研究的意义、任务和方法

中医药文化传承研究的意义是深远的,研究的任务是艰巨的,研究的方法需要在研究中摸索。

一、中医药文化传承研究的意义

(一)为广大中医药人树立高度的文化自信提供理论依据

中医药人欲弘扬中医药文化,推动中医药事业的发展,必须树立高度的文化自信。文化自信是指人们对自身所从事具体实践领域的专业文化的认可、信念和信任,中医药实践的专业文化是中医药学。因此,从事中医药实践的人们应当树立的文化自信是对中医药学的文化自信。中医药文化自信的含义主要有如下几个方面:①中医药学是中华民族在近万年抗击疾病和寻求健康的实践中创造的文化体系;②中医药文化是中国文化重要的组成部分,是优秀、具有活力的中国文化;③中医药学蕴含着深刻的科学本质;④中医药文化为保障中华民族的健康发挥了和正在发挥着重要的作用等。中医药文化自信在中医药事业的发展中发挥着积极的作用:①中医药文化自信是中医药人激发热爱中医药事业的思想基础;②能促使广大中医药人发挥主观能动性,使其积极、主动地投入中医药事业中;③能帮助中医药人深刻理解中医药学的文化和科学本质;④能使中医药人在医药实践中驾驭中西医药文化等。

(二)建立关于中医药文化传承研究的专属领域

中医药文化是一类客观存在着的,又自成体系的社会现象,但是到目前还没有在文化学的层面上形成一个中医药文化学的专属学科。中医药文化传承研究将揭示中医药文化的本质,揭示其发生、发展的规律,探讨其表现形式的特点,寻求中医药文化与西方文化、西方医药文化的区别等,从而建立起具有系统理论体系的中医药文化传承研究理论体系。中医药文化的研究必然推动中医药文化的有序发展。

(三)为弘扬中医药文化提供文化学的理论和方法

弘扬中医药文化是中医药事业的基本方略,但是,在现代科学文化环境

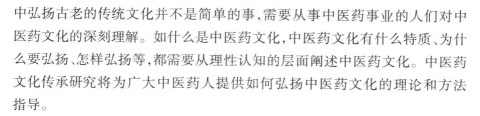

中弘扬古老的传统文化并不是简单的事,需要从事中医药事业的人们对中医药文化的深刻理解。如什么是中医药文化,中医药文化有什么特质、为什么要弘扬、怎样弘扬等,都需要从理性认知的层面阐述中医药文化。中医药文化传承研究将为广大中医药人提供如何弘扬中医药文化的理论和方法指导。

（四）为中医药文化走向世界提供理论依据

中国要建设世界文化强国,文化强国中的文化一定是强大的,强大的文化一定是代表这个国家特色的文化,从中国走向世界的主体文化是中国传统文化,而中医药文化是中国传统文化的重要组成部分,是活的中国传统文化。中国传统文化要为世界的进步和发展、为人类的健康和幸福做出重大贡献,中医药文化将成为重要的担当。但是,中医药文化如何走出国门,走出国门的中医药文化怎样落地,怎样与当地文化相处,怎样被当地的人们所接受并发挥作用等,都不是中医药文化自身所能解决的问题。只有带着中医药文化走出国门或准备走出国门的中医药人,在文化层面掌握中医药文化的本质,理解中医药文化与当地医药文化的联系和区别,才有可能使中医药文化在当地生根并服务于当地民众的健康事业。

（五）促进中医药事业的发展

中医药事业是以人为主体的社会实践体系,所有践行中医药事业的人们都应当首先遵循文化的一般规律从事中医药活动,其次是遵循中医药文化的特殊规律。

中医药教育事业是在现代科学文化环境中,对打下现代科学文化基础的毕业生实施传统中医药学的教育,文化基础与学习内容的反差使中医药教育处于艰难困惑的境地。教学管理者需要根据中医药文化的本质和特点制订教学计划或管理教学过程;中医药专业教师应当重视学生的文化基础与中医药学的文化冲突,把握好继承性教育的基本方向;对于中医药专业高校学生如何才能在现代文化环境中学到中医药学等问题,需要处于中医药教学中的教、学、管各方在文化层面把握中医药学的文化本质和特点。中医药文化传承研究将为中医药高等教学实践提供文化学的理论和方法。

中医临床事业是运用传统的理论和技术为具有现代科学文化的人进行健康服务,服务过程中医患之间的文化交流,需要中医药人在文化层面说清有关健康、疾病、诊断、治疗及康复的所有问题,中医药文化传承研究则为广大中医药人提供必要的文化学理论和方法。

中医药研究是中医药事业的重要组成部分,其工作重心是发掘中医药文化遗产,中医药文化传承研究将从文化学的层面展现中医药研究的广阔前景。

(六)为打开中国传统文化的大门寻找突破口

中国传统文化具有深邃的思想内涵,人们说它是一个没有打开大门的深宫,是指到目前为止还没有运用一般认识论的原理揭示其认知本质、特点和规律,没有在文化学层面揭示其本质和规律的文化体系;中华民族从世界第一个文化盛期以来,为什么能创造出那么深邃而自成体系的社会理论文化,为什么没有将观察的注意力投向物质世界,为什么没有同时创造出关于自然世界的抽象的理论体系,又为什么在中世纪创造出领先于世界的、辉煌的中国古代科技等,所有这些都是没有揭开的奥秘。

中医药文化是中国传统文化的一部分,是最有代表性的中国文化,是融中国古代社会文化和自然文化为一体的双重属性的文化体系,是在科学技术飞速发展的当今科学文化环境中仍然保持活力的文化体系。

中医药文化传承研究将从文化学的视角揭示中医药文化的本质、特点和规律,因为中医药文化的中国传统文化特性,从某种意义上说就是对中国传统文化的研究。中医药文化传承研究将为打开中国传统文化的大门提供探索思路。

二、中医药文化传承研究的任务

中医药文化传承研究的根本任务是运用文化学的一般原理和最新研究成果,展开对中医药文化的研究,揭示中医药文化产生、发展及演化的特点和规律,探讨中医药文化的表现形式,寻找中医药文化与社会文化环境的必然联系及其联系方式等,最终形成具有完整理论体系的中医药文化学。

其一,需要培养中医药文化传承研究的人才队伍。中医药文化传承研究不能主要依靠文化学研究领域里的人才力量,应当主要依靠中医药专业人员的努力,因为只有对中医药学专业非常熟悉,掌握系统的中医药学理论,拥有丰富的中医药实践经验,才可能深入到中医药文化的本质。

其二,进行文化学理论的学习。中医药文化传承研究者应当系统地掌握文化学的一般理论,才能有效地研究中医药文化,才能将中医药人的医药实践及其创造作为一种文化现象来研究。

其三,为中医药教育事业提供一个与中医药学有着立体结构的知识体系。中医药学类的专业教学活动是在现代文化环境中进行的,文化环境与教学内容的巨大反差常常使中医药学的教学偏离中国传统文化的方向,中医药学的课程设置需要一个在文化层面的过渡性知识系统,中医药学研究应当为中医药学类专业教育提供一个系统的中医药文化知识体系,为中医药学教育架起一座通向中医药文化的桥梁。

其四,为中医药临床事业提供一个对社会进行文化服务和文化交流的文化学指南。中医药临床事业是中医药人运用传统的中医药学及技术,为具有现代科学文化的人进行健康服务的文化活动,服务的主体与服务对象之间的文化差异使中医药实践活动出现中西文化冲突,中医药文化传承研究应当为中医药人践行中医药文化提供一个驾驭中西文化的知识体系。

三、中医药文化传承研究的方法

文化活动不能主要运用物质实验的方法去研究,中医药文化传承研究主要依靠中医药人在为社会中的人们提供健康服务的过程中,所表现的文化活动及其思维和操作活动展开研究,其主要方法有调查法、文献追溯法等。

第二章 中医药学的文化特点与本质

第一节　中医药学的文化特点

中医药学是一门科学,更是一种文化,历代中医药人在创造和运用中医药学的过程中,同时表现出丰富而复杂的文化活动现象。因此,从文化学的视角解读中医药学以及与之相关的文化活动的特点、本质和规律,是中医药文化传承研究的重要任务。中医药学是中华民族在中国传统文化环境中,在与疾病做斗争和追求健康的实践中,创造和运用的系统理论体系和实践体系。

一、中医药学的文化基础

中医药学之所以表现出与现代科学不同的文化特点,首先表现为产生中医药学的文化基础与现代科学基础的巨大区别。

(一)中医药学的客观基础

任何一门学科的产生必然有一定的客观基础,实践是一切科学创造的客观基础,中医药学赖以产生的客观基础是我们祖先为摆脱疾苦和寻求健康的长期实践。

1.早期的实践　与近现代先进的生产力和严密的科学实验的近现代科学文化基础不同,中医药学萌芽于距今一万年前新石器时代早期的人类精神文化启蒙时期,在此之前的若干万年间,我们的祖先虽饱受疾病的折磨,却从不思考如何摆脱或减轻疾苦,任凭病魔的侵害。人类精神文化的启蒙使我们的祖先开始聪明起来,开始了征服疾病和寻求健康的早期实践和简单思考,具体表现如下。

其一,最早最简单的实践,是在寻找食物的过程中发现了少量的药物。其实践过程可能相当复杂或经过漫长的岁月,因为当时的人们是为了充饥才服用的。当人们主动去寻找食物与疾苦关系时,发现食用某种食物与机体的某些变化可能存在一定的联系,继而有目的地刻意食用某种食物,希望驱除机体的某些不适。当食用后机体的变化与事先的愿望相吻合时,人们则将食用某种食物与机体的预料中的变化建立起一定的因果联系。当这种有目的的操作过程重复了多次,又经过人们多次的口耳相传或反复的示范、模仿行动等,最终将食用某种物品和解除某些疾苦建立起一定的因果联系,并成为具有社会性的药物知识元素。

其二,人们在劳动或生活中的某些动作,逐渐形成能解除疾苦的原始治病技术。如劳动用工具时的某些相对固定的动作刺激到机体的某个部位,使机体原来的某些疾苦和不适得到缓解,这样的实践可能经过了很长时间,甚至几百年的重复,当有心的人将某种动作与缓解疾苦两个现象联系起来时,就形成了事物发展变化的因果联系。而后人们则有目的地模仿劳动或生活中某种刺激机体的动作,得到了希望出现的缓解疾苦的结果,一种操作性解除疾苦的技术元素就形成了。可能又经过若干年的重复,其技术元素就可能成为原始医疗技术的成分。从哲学层面说,有方向地寻找事物的因果联系,有目的地操控事物的过程,使我们祖先的思考和干预客观事物的行为具备了社会实践的基本要素。

其三,关于"神农尝百草"的传说,实际上是对我们祖先有目的地认知和运用植物实践活动概括性的神化描述。这说明,在人类还没有进入文明时代以前数千年的漫长岁月中,我们的祖先已广泛而持久地进行了为战胜疾病、摆脱疾苦的社会实践。聪明者有意寻找可能祛病的物品,也有人可能操作如何使这些物品发挥作用,还有人可能将自己见到的相关现象、用过某种植物的经过或体会在一定的社会环境中传播等。可以说,没有社会成员的广泛参与,就不可能步入滋生一门学科的实践领域。

其四,巫术的盛行为早期医疗性实践提供了广泛而有效的机会和空间。在巫文化时代,巫术盛行于社会,其中有关于"解释"疾苦发生的原因,有表达驱除病魔的愿望,有驱赶疾病的巫语或动作等,其表现形式有祝由、祝禁、占卜、占星、占禁、占筮等。这些希望驱病的语言或动作,是在当时人类思维能力和文化水平极度低的条件下,是我们祖先从事的最原始的医疗性实践,正如有人所说,"巫文化是人类古代科技之母"。

2. 文化盛期时代的实践 《黄帝内经》成文的年代经历前后至少数千年,其成书于人类进入文明时代以后的第一个文化盛期,在我国体现为春秋至战国时期,也是我国的第一个文化盛期。这个盛期,不仅呈现出了中国传统文化的灿烂和辉煌,而且为各种文化的实践提供了广阔的空间,中医药学就是在这个盛期打下了具备中医药学形成理论体系的实践基础,具体体现在如下几个方面。

其一,实践使巫医分离。在文明时代到来之前的五千年间,我们祖先征服疾病,追求健康的愿望、思考和行动,都寓于当时的巫术之中。巫与医是混为一体的,即巫医不分。随着巫医行为的盛行,人们渐渐发现,某些情况下行巫时的语言并没有起到什么作用,经过长时间的反复思考,他们认为巫术活动中的某些操作在起作用。例如,行巫术者告诉患者,神从昆仑山上送来一把仙草可驱疾,行巫术者将仙草煮水并嘱患者服下,如果煮水之仙草正好是麻黄和桂枝,患者的恶寒、发热、身痛则随之减轻,后来人们模仿巫医的操作来驱赶病魔。当类似的操作重复了多次,并成为社会人们共同认可的活动时,社会上相当一部分为战胜疾苦而进行的活动已经从实质上脱离了巫医的形式。

其二,在人类社会进入文明时代不久,人们的社会劳动经历了第一次大分工,我们的祖先也经历了同样的过程。社会上大量的从事以解除民众疾苦为主要活动的人们,逐渐形成一个专业性群体,他们在中国传统文化的环境中,借助其他领域里的相关知识,开始了更加广泛、更加深入的医疗性社会实践,他们中有的潜心研究治疗疾病的方药,有的摸索祛病强体的人体活动动作,有的思考人体活动的规律,从而出现了前所未有的中医药专业性社会实践局面。

其三,中医药学之所以在全世界最早形成完整的学科体系,一个重要的原因是,中医药的实践得到了当时社会成员的广泛关注和支持。世界上没有哪一个民族如中华民族这样十分重视自我身体的健康。社会上的中医药专业人员的活动受到社会各阶层人的尊敬和支持,上至皇家贵族,下至穷苦百姓,中至文人官吏,人们都关心、关注、思考并践行与中医药相关的文化,源源不断地为中医药专业人员提供着关于人体、疾病的认知和感受,为

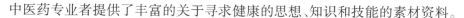

中医药专业者提供了丰富的关于寻求健康的思想、知识和技能的素材资料。

（二）中医药学的知识基础

世界上任何一种文化、一个科学形式的发生和发展，都是在一定的知识基础上进行的。换言之，任何一门学科的形成和发展，必须具备一定的知识性文化基础，中医药学的知识基础来源于如下几个方面。

其一，汉语言、文字工具。语言和文字既是人类文化活动的工具，同时又是一种知识。它不仅能帮助人们进行文化活动，而且能影响文化的表现形式。中医药学是在以汉族为主体的多民族社会文化环境中产生的，人们在交流、传递认知理念或思想观念时，主要运用汉语言作为工具；汉字是人们无声的语言交流工具，是记录思想、理论、观念的工具。正是中医药学以汉语言、汉文字为知识工具的表现形式，使其在形成和发展的过程中表现出与西方文化、与西方医药学许多不同的特点。

其二，社会上以各种形式存在的关于自然的知识。在中医药学形成以前，我们的祖先已经积累了丰富的关于大自然的知识。如关于天地的知识，太阳从东方升起，西边落下；白天太阳出来有阳光，晚上太阳落下是黑夜；白天太阳出来大地暖和或炎热，夜晚太阳落下则凉快或寒冷；天空像个大锅罩在上面，大地像块地毯呈方形铺在人的脚下；等等。还有天地之间关于自然物的知识，如关于生长的植物的知识，关于天气变化的知识，关于地上跑的各种动物的知识等。尽管当时关于大自然的知识还极为简单，极为浮浅，有的甚至不正确，但确实为古时中医药人认知人体、疾病、健康和解决摆脱疾苦问题提供了丰富的知识。

其三，关于人及人与自然、人与社会的知识。中医药学认知的对象是人，创造中医药学的人必须详细了解关于人的各方面的知识，如：人的饮食、起居、外部和内部结构及活动情况等；中医药学的理论和实践之所以体现出整体观念的特色，与当时人们仔细观察人的自然和社会活动而获得丰富的知识分不开。如：人的面色、肤色、唇形、唇色等；舌体的形状、状态、舌苔色、舌体色等；人的饮食动作、姿势、数量、质量等；人的眼神、表情、言语时的音调等，都收集和积累了大量的正常和异常的知识。

其四，中国传统文化的哲学理念、理论、思想，既为中医药人提供了大量的哲学、社会学知识，又成为中医药人思考中医药学的各种问题的理念、思想和理论的源泉；中国传统文化的文学、艺术、历史、天文、历法和民俗等文化,也直接或间接地为古代中医药人提供了丰富的知识,启迪着中医药人的思想。

其五,中医药学是在中国传统文化的环境中形成和发展的,环境文化不仅为古代中医药人提供了丰富而必要的知识、理念、思想和理论,同时也影响和主导着中医药人的思维方式和发展方向,因为在理解和运用中国传统文化知识、理念、理论和思想的过程中必须吻合于知识本身所承载的认知思维方式。

(三)中医药学的社会基础

任何一门学科的发生和发展,都需要一定的社会基础,中医药学之所以能在古老的中华大地上萌发和成熟,必然有其得以产生和成长的社会基础。

其一,中医药学的发生和发展是社会的需要。社会是以人的生存和生活为主要内容而展开的广泛而又复杂的社会活动。人是社会的主体,人又是有思维、有意识、有感觉、有意志、有灵气的高级动物。追求生存和舒适的生活是人们主要的意志倾向。如何使自己的身体没有疾苦并尽可能长时间生存,是社会上每个人最敏感、思考最多的问题,这就是医学的社会基础。在古老的中国生产力条件和文化基础上思考自己或者帮他人思考健康问题,寻找使之健康的措施和方法,则是中医药学最基础、最广泛的社会基础。

其二,中医药学受到全社会成员的关注。关注自己和他人身体的健康,努力克服各种疾苦的干扰,是中华民族优良品质之一。我们的祖先从开始主动认识客观世界时起,就关注到自身和周围人们的身体状况,成为除温饱问题之外的又一个最值得关注的大问题。在中华民族的民众意识观念中,生命和健康是最值得珍惜的。因此,不论是高高居上的统治阶层,或是身居中层的文人、官吏、土豪和商人,还是处在社会底层的百姓,都关注健康和疾病的消息,关注医药事物的动态、变化和发展。

其三,全社会的成员广泛参与思考和践行中医药学。中医药学之所以成为中国传统文化最早形成理论和实践体系的中国古代科学,一个重要的原因是全社会绝大部分人都参与了中医药问题的思考和践行。例如,当刮风、下雨等恶劣天气来临后为什么人多有不适,甚至因之而病倒;为什么吃了有些物品会引起腹中不适;为什么经常闷闷不乐会引起头痛、心烦、失眠等,太多的不解、烦恼和痛苦会引起人们的思考;我们祖先的智慧之处还表现在不仅思考、寻找有关自身或他人机体变化现象的因果联系,而且从实际行动上寻找和操作调整机体活动向正常活动转化的方法,如有人自我按摩,有人提供或实施民间传说的单方、验方等;一些文学家、艺人、民俗文化爱好者、居士等,对中国传统文化都有很深的研究,他们将思考中医药理论和体验中医药文化的实践作为一种辅助职业或文化爱好……中医药文化活动有了社会民众的广泛参与,为中医药专业人员对健康和疾病问题的思考与实践提供了大量丰富的第二手资料,并从客观上多方面启迪着中医药专业人员的思路,丰富着专业人员的学术思想。

其四,中医药学是稳定的专业领域。由于我国历代政府的支持、民众的关注与拥护,中医药专业人员在中国古代社会一般都有相对稳定的职业,也有相对稳定的执业场所,这就为广大中医药专业人员专心从事中医药学的思考与实践提供了社会保障。

二、中医药理论的文化特点

中医药学理论的文化特点主要表现在认知思维、理论构成和逻辑阐述几个方面。

(一)中医药学理论的认知特点

任何科学文化都是人类在社会实践基础上,经过复杂的思维活动创造出来的。而人类的思维活动因为多种因素的影响,可以表现为多种多样的认知思维方式,影响思维活动多样性的主要因素有时代的差异、民族心理趋向的不同、文化底蕴和文化环境的差异、社会生产力水平和生产方式的不同等。中医药学是中国传统文化的重要组成部分,它虽然形成于世界第一个文化盛期中国春秋战国时期,实际上是对之前数千年间我们祖先在医药这个领域内实践经验的总结和理性思考的升华。中医药学是中华民族智慧的结晶,是距今两千五百年至四千年间,在我国古代生产力水平还很低的社会经济条件下形成的。正是因为上述因素的共同作用,中医药学的认知思维过程和认知思维方式表现出与同时代的西方文化(包括近代科学、现代科学文化、现代医学科学)有许多不同的特点。

其一,古代中医药人没有将人作为一类纯自然体去认识,而是注意到人的双重属性,一方面从人的社会存在认识人的社会活动,以及人们之间相处关系等与人体健康和疾病的内在联系;另一方面又从人的自然存在认识人的自然性活动,如饮食、起居、劳动等与人身体健康和疾病的关系,又如人与自然界的关系也是中医药人认识人的健康和疾病的重要参考因素。

其二,古代中医药人主要从活人的角度认识人的健康和疾病。中医药学基本不研究没有生命体征的人,即使中医药人需要了解人体内的结构和组成,也不主动或有意识地去解剖死去的人,中医药学中那些简单而粗略的脏、腑、骨、筋等知识多半是从战场上战死者的遗体中偶尔得到的,或者从宰杀家畜的观察中推测的。

其三,中医药学理论的认知思维是宏观层次的认知思维。中医药理论对人体、健康和疾病及治病的药物的认识,都是在宏观层面的观察和阐述,在宏观层面寻找事物之间的联系,如在认识恶劣天气对人体正常活动造成的影响时,中医是将风、寒、暑、湿、燥、火等宏观的自然动态形象与人的发热、咳嗽、身痛等宏观机体动态变化形象及天气变化形象建立某些联系,以达到寻找病因的目的,或者寻找如何适应大自然的失常变化,达到防病的目的。

其四,中医药学理论的认知思维是整体动态的认知思维。古代中医药人对认识对象的思考,充分体现了整体动态的思维理念,在中医药理论中,基本找不到对事物的静态阐述。古代中医药人的整体动态思维主要体现在两个方面:一方面,中医药学是在对象的活动状态下认识事物的,如在人体活动状态下观察人的神、色、形、态;另一方面,中医药理论对医学的道理,对疾病的状态和药物作用机制的阐述都具有动态特点,中医药学关于每一味中药功用的阐述,都具有动态机制的特征,如麻黄发汗、平喘、利水,桂枝通心阳、理心气,防风祛风胜湿等,几乎对所有中药作用机制的描述都是如此。

其五,中医药学理论的认知思维是以形象思维为主导的认知思维过程。现代思维科学关于思维方式分类的研究认为,依据人的思维活动脱离客观事物的程度和方式,可将其划分为动作思维、形象思维、抽象思维和灵感思维四种。我们的祖先从主动认识客观世界开始,就以想象、联想和形象性构思寻找事物之间的关系,从而创造了辉煌的中国传统文化。从事中医药实践的人们出色地、创造性地践行着中华民族思维模式,主要依靠不脱离客观事物形象为主导的思维方式,在丰富的医药实践经验的基础上升华出独具文化特色的中医药学。

其六,中医药学在发展过程中积淀了许多思维方法。古代中医药人在整体动态认知观的指导下,为了准确而全面地把握客观事物,在长期的认知思维实践中创造了许多体现中医药文化特色的思维方法。"司外揣内"是其中具有代表意义的中医药思维方法,即中医药人认识人体的活动和内部结构时,不是主要依靠解剖人的肌体和测量人的功能活动,而是主要依据人的机体在整体活动状态下表现于外的各种信息,借助熟知的客观事物形象,揣摩体内活动的情况。中医药学的藏象学说、经络体系、气血津液理论,中药学的药性、功用、归经等理论等都是主要运用这种思维方法形成的。"意会"思维是中国传统文化的特色思维,也是最具代表性的思维方法之一。"意会"即会意之意,意指人们在认知客观事物的过程中,有许多思维过程和方法,思维者不能清晰地体验,不能用准确的语言表达出来,但可以获得一定的认知成果,达到在一定程度上把握客观事物的目的。中医药人在认知中医药事物的思考中,最成功、最经常地表现出意会思维的特点,历代中医药人在表达中医药思维的境界时,常有"医者意也"的概括。在现代科学文化环境中学习中医药学,之所以难理解中医药理论的准确含义,一个重要原因是没有进入古代中医药人认知思维的境地,没有进入中医药思维的氛围。

(二)中医药理论的文化构成及其特点

文化构成是指理论性文化的组成方式及各组成部分之间的联系。中医药理论的文化结构与现代科学理论结构有着许多不同的特点。从文化学的层面看中医药理论体系,它由基本理论、实践性理论和工具性理论三大类构成。

1.中医药基本理论 由方法性理论和基础理论两部分组成。

(1)方法性理论主要有中医药理论的阴阳学说和五行学说。称阴阳、五行学说是方法性理论,是因为阴阳、五行学说本不是中医药文化人的独创,而是中国古代哲人在古代自然哲学中提出和阐述的哲学观念,古代中医药人在思考中医药理论问题的过程中,为了深刻把握事物的本质、规律和联系,完整地、正确地表述中医药理论而引用文化环境中成熟的阴阳、五行理论。中医药理论中的阴阳、五行学说并不直接回答医药学本身的问题,而是借以思考和说明医药事物中某些道理。阴阳学说用来思考和说明医理或药理中那些相互对立,或相互依存,或相互制约,或在一定条件下相互转化的中医药事物的道理;五行学说用来思考和说明医理或药理中那些事物的多元性联系的道理。

阴阳、五行学说有着鲜明的文化结构特点,在中医传统经典著作中,并不是通过专题专论的形式呈现出来,而是散在于中医药理论表述之中。目前我们在有关中医药学理论阐述中所见到的阴阳、五行学说,多以专题专论的形式出现,这都是现代文化人在古代中医经典著作中提取出来,参以他们的理解而整理归纳出来的。

(2)基础理论主要包括脏象学说、经络学说、气血津液理论等。它们之所以被定性为基础理论,是因为它们回答的是中医药学最基本的问题,是回答中医药学的认识对象——人体或药物"是什么"和"怎么样"的最基本的问题,是构建中医药理论体系的基础。

脏象学说是对人体内结构与功能的理性阐述,认为人体躯干内由"脏"(躲藏于内之意)和"腑"两大部分组成,"脏"有五个部分,分别是心、肝、脾、肺和肾,它们的主要功能是化生和贮藏精气的;"腑"有六部分,分别是胆、胃、大肠、小肠、膀胱和三焦,"六腑"的主要功能是传送水谷和排泄糟粕;其他还有"奇恒之脏"。中医脏象学说所阐述的"五脏"和"六腑"及"奇恒之府",并不完全是指人体内的脏器,不能用现代医学的解剖学关于脏腑的概念理解脏象理论的含义。《黄帝内经》关于脏象的原意是"藏于内,而现于外",是依据人的机体在活动状态下表现于外的信息,揣摩藏于内的人体组成和功能活动。

经络学说是中医药学最具特色的理论体系,是世界医药学领域独有的理论。经络学说认为,人体内有一个庞大的经络体系,它由十二条经脉、八条奇经以及若干条别经、别络、经筋等组成,主要承担人体全身气血的运行,脏腑及其与肢节、官窍的沟通联系等。

气血津液理论阐述了人体内有气、血、津和液等四种物质,它们是构成人体和维持人的生命活动的基本成分。它们是在人体生命活动过程中生成的,又参与人的生命活动过程,并各自发挥着独特的作用。人的机体某种功能活动的失调,可引起气、血、津、液中的某一种或几种功能活动的紊乱。反之,气、血、津、液中的某一种的某一部分,如果出现某些不正常的现象,也会干扰人体生命活动的正常运转。

中医药学基础理论的文化结构特点不完全相同于阴阳、五行学说,但是其中脏象学说和气血津液理论却基本与阴阳、五行学说相同。在中医药学经典古籍中也没有专题专论的阐述,现代中医药学相关专业的教材中的专题阐述，是现代著作人的理解。经络学说有特殊的表现，在中医药学的古典著作中，经络学说多是以专题专述的形式存在，只不过不同的时代、不同的古代医家，对某一具体的经络分布或走向等有不同的描述。总的发展趋势是由简单到复杂，由一条到多条，由不系统到系统化。目前呈现在我们面前的经络学说和经络循行体系是由现代人整理出来的。

2.中医药学的实践性理论　中医生命观、疾病观，包括中医药学对人体健康状态的认知及如何才能保持健康的观念、理念和践行措施，包括中医药学对各种疾病的认识及诊断和治疗。从文化表现形式的结构看，这些理论在传统中医理论著述中，没有分门别类地呈现，而是各种理论混合存在于中医药学的各类著作中。

3.中医药学的工具性理论　之所以将中药学和方剂学它们定性为工具性理论，有两个原因。其一，因为作为对象的中药和方剂，不属于医学研究对象——人的范畴。其二，因为中药和方剂都是作为医疗实践主体的中医药人用于治疗疾病的工具。中医药学理论主要有中药性味、功用、分类和归经等一般性理论，有各类中药及各味中药的个性描述。中医药理论最大的文化特点是，它不是对药物物质本身的研究，而是对药物作用于人体以后所产生作用感受的主观描述。不论是关于中药的一般性理论，还是个性的药用描述都具有这个文化学特点。

（三）中医药理论阐述的文化特点

现代文化研究关于科学理论的阐述模式有一个规律性的表述，即任何科学理论都是以抽象概念为细胞的逻辑体系。因此，人们常常依这个标准评价各种理论是否具有科学性。当人们衡量中医药学的理论时，认为它完全不符合科学理论的标准。其依据如下：首先，中医药理论没有形成抽象的概念体系，中医药理论中的名词、术语都达不到抽象概念的水平，理论中词语的含义都不是对事物实体的抽象规定，它们没有同一性的抽象概念特征。其次，中医药理论中名词、术语及阐述性理论元素的含义不能进行抽象的演绎和推理。其实，人类在利用大脑的思维活动反映存在的道路上，并不是只有抽象思维一条路，反映人们认识成果的理论阐述，也不可能只有抽象逻辑体系一种形式，从文化的视角看中医药理论，它表现出如下几方面的阐述特点。

其一，中医药理论阐述是以"观念"为基本单位的理论阐述。观念不是概念,观念对客观事物没有抽象的规定,观念是对事物宏观整体层次的把握,不具有同一性的逻辑特征。在中医药学形成和发展的中国古代科学文化环境中,我们的祖先认识事物的思考还处在对客观事物宏观整体认知和把握的阶段,中医药理论中具有基本单位特征的名词、术语、理论元素和观念成分,仍然处在观念的层次。如脏象学说的"心""肝""气""正气"等,都不是对实质脏器或功能的抽象规定,都没有严密的内涵和明确的外延。中医药理论关于事物本质的阐述,都不是直接对概念内涵的表述。

其二,中医药理论关于事物规律的阐述,不是对事物抽象的概括和归纳,而是通过对事物关系的个性化的描述,表示事物变化的规律。如《黄帝内经》中关于男女人体生理成长发育至衰老规律的阐述,是通过女人每成长七岁、男人每成长八岁各自身体发生变化的状态描述实现的。

其三,中医药理论关于事物联系的阐述,不是对事物抽象关系的表述,阐述中没有抽象的判断,也没有抽象关系的推理,而是通过对具体事物的形象的动态关联描述,实现对事物联系把握的表述。例如,"五行学说"对事物联系的阐述较为典型:木生火,火生土,土生金,金生水,水生木;木克土,土克水,水克火,火克金,金克木。《黄帝内经》关于五行生克事物联系的进一步阐释,是借助木、火、土、金、水这五种实物相互关系的动态形象实现的。

其四,中医药理论是有寓意的阐述。客观事物的存在和动态联系是复杂的,而人的认识能力却是有限的,更何况是在距今两三千年前的古代。由于词语的贫乏以及表述能力的有限,古代医家难以将所有的认知和思想都准确地表述出来。因此,将一些不易表达或不便表达的中医药理念、道理和事物的联系等,通过事物浅层的描述,将事物的深刻道理寓于阐述的字里行间,如张仲景在《伤寒论》中关于证型诊治的阐述,看似对一个或几个病症的列举之后,配以某方药主之,实际上医圣已将诊病配药的真谛,即病症的病机和药物配伍的机制寓于其浅层的诊治描述之中了。

其五,中医药理论常用实词活用的阐述技巧。实词活用是指在阐述中改变某些实词词性的语言表达技巧。在中医药理论的阐述中,经常可以遇到一些实词活用的现象,如名词活用作动词或形容词、动词活用作名词或形容词等。出现这种现象的主要原因,是中国传统文化在当时的主导思维方式是以不脱离客观事物形象的思维,人们在表达事物的某些动态形象、动态过程或动态趋势时,还没有恰当的词语表达自己的认知,因此用众人熟知的实词所表示的事物形象,表达对思考中事物的认知。在中医药理论阐述中,诸如"春华秋实"之类的表述处处可见,文中的"华"是花之意,"实"是果实,它们本是名词在此用作动词,表示开花和正在成熟中的果实之动态形象过程。

三、中医药学的实践特点

现代科学文化的学科建设非常注重对实践方式的研究。中医药学是在近代科学以前的中国古代文化环境中形成的古代科学体系,中医药的实践方式表现出的特点是中医药文化传承研究的重要内容。

(一)中医药学的实践方式

现代科学的实践方式主要有两种,一种是生产式实践,如工业生产、农业生产等,医药领域里的实践是对人的健康和疾病的认知及实际操作;另一种是实验性实践。实验又可分为两种形式,一种是自然性实验,即在客观事物的自然发展过程中获得必要的观察资料;还有一种是受控实验,即根据人的主观设计,使客观事物按照人的意志和操控发展,从中获得必要的资料,这种实验又称作科学实验。现代医药学研究充分利用了这两种实验方式。

中医药学是一种以实践为主的科学活动,即中医药人在与疾病做斗争和寻求健康的实际行动中,积累丰富的实践资料,为升华中医药学理论奠定了实践基础。中医药实践也有自然性实验,表现为在中医临床诊治中,中医药人为了提高诊治的准确性,常常采用试探性治疗,这是中医临床治疗的实验性治疗。

中医药实践方式的特点主要表现在如下几个方面。

其一,中医药实践是宏观层面的实践方式。中医药学的实践内容主要是认识人体,认识人的疾病,寻找治疗疾病的具体措施和实施治疗;中药学的实践内容主要是认识和运用药物。在上述这些实践中,中医药人只能在自己宏观感知的层面从事中医药实践,如在人的整体活动层面,依据人在宏观状态下表现于体外的信息,把握人体健康或疾病的状况。

其二,中医药实践以客观实际为认识的出发点。在中医临床实践中,历代中医都坚持一切从实际出发的原则,诊病必见患者,诊中详查各种症状表现,进行多方比较,认真辨别,复诊时严格依据病症的变化调整治疗措施。

其三,中医药实践很少有受控实验的实践方式。中医药学的理论很少借助受控实验的方式获得必要的资料。中医药人对中药药物的作用机制的认知和把握,也很少有通过其他形式的动物实验,基本就是历代中医药人通过临床应用的效果资料,再经过思维的加工实现的。

其四,中医药实践没有量化的客观指标观念。古代中医药人在对人体、疾病和药物的认知中,没有形成严格的客观指标量化观念,而是在宏观层面上把握事物存在和动态的程度性认知,以实现对客观事物的量性把握,如中医药基础理论中的盛衰、强弱、寒凉、温热、不及、虚实等。

其五,中医药的实践方式没有运用统计学分析的方法。在传统中医药理论形成的过程中,古代中医药人对实践资料的处理,大部分没有运用统计学分析的方法。

(二)实践对象的双重性特点

与现代自然科学和现代医学不同,中医药人始终没有将其实践对象看作纯自然的属性,使中医药学的实践对象体现出许多特点。

其一,中医药学注重人的双重属性。中医药人将服务对象的人看作中医药实践的对象时,特别注意到人的社会属性,同时也从自然存在的角度认知和处理相关医药事物。中医药学关于人体的生命观、疾病观等都体现出从人的社会存在和自然存在两个角度认知人的健康和疾病。

其二,中医药学在寻求健康的实践中注重人的社会因素。中医药学将寻求人类的健康作为最重要的认知和实践对象。在认知保持健康身体的基本条件的理性思考中,古代中医药人早在两千多年以前就认识到人的社会存在和社会活动与人的健康之间的关系,认识到人应当积极参加社会活动,适当从事劳动,不要过度追求物质生活享受,心情愉悦,有节律地起居,有节制地饮食等,是健康地活到百岁的必要条件。

其三,中医药学注重疾病的双重属性。这里所说疾病的双重属性,是指人的心理因素和自然因素的双重属性在诊治疾病中的共有性。中医药学理论已经认识到,人身体绝大多数疾病的发生和发展,并不仅仅是自然环境及其他外来因素引起的。人的心境和短时心情是引发疾病和影响疾病发展趋势的重要因素,故有致病原因"三因"说,其首推之因素就是"内因"。中医药学的内伤杂病理论非常丰富。中医临床诊治注重人的心理因素在诊病和治病中的作用,是中医药学的又一特点。

(三)实践过程的特点

中医临床诊治是中医药实践活动的主体,中医临床诊治过程相对于现代医学的临床活动,突出表现了如下三个方面的特点。

其一,在细微中找差别。中医临床诊治活动最大的特点是在机体活动的细节中,在活动的微小变化中寻找人体活动的变化,这是广大中医药人坚持实事求是实践理念的具体体现,也是确保较高临床效率的根本措施。在这种思想的指导下,中医药学认为人的体质各有差别,并且时刻都在变化之中,在观察正常人的活动状态和诊治患者时,一定要做到细心观察、认真分析、慎重判断。在对待不同事物时一定要具体情况区别对待,决不可僵化思维,不可拘泥于一种模式,不可千篇一律。中医药学的这种实践特点是后来人总结中医临床规律,提出辨证论治原则的客观基础,成为中医药学的一大特色。

其二,没有模式化的实践程序。现代医学从人体的物质性原则出发,认为人体的结构和功能都是相同的。因此,疾病的发生和发展过程也都表现为相同的规律,西医主张模式化的治疗程序。中医药的临床治疗反对模式化的程序和模式化的选药配方,强调针对不断变化的病情,施以创新性的治疗方法和方药。如张仲景在《伤寒论》中针对外感病的多变特征,辨出了398个病机,而不是简单地通过模式化诊断和施治。已故现代著名中医学家蒲辅周经治103例西医确诊的小儿肺炎,其中只有3例患儿的中医药诊治几近一致,其余的100例患儿都没有模式化中医药诊治,而是针对每个患儿的综合情况,采取个性化施治而获得理想的疗效。

其三,没有标准化的实践格式。标准化实践是现代科学的一个重要理念,现代医学对大多数病的诊断和治愈都有一个规范的标准。而中医药学的实践,无论是基础理论对正常人体的认识,还是临床理论的诊治理念,都没有约定俗成的标准,更没有法定的标准规范。在历代以来的中医临床实践中,一直没有形成关于中医病名的标准化格式,没有中医证型的标准规范,没有各种中医诊治、中医用药的标准程序和标准用药。

第二节 中医药学的文化本质

文化的本质即从本质层面解读文化,包括文化的属性、文化的形态及文化反映客观存在的合理性等。中医药学是中医药文化的核心,也是文化的一种存在形式,揭示了中医药学的文化本质,是弘扬和传承中医药文化的需要,是中医药专业人员应当理解和明确的,是所有关心、关注和支持中医药事业的人们所希望了解的。

一、中医药学的文化属性

中医药学的文化属性是指在文化的分类中,中医药学属于精神文化中的科学文化,但科学文化中又有自然科学文化、社会科学文化和思维科学文化,中医药学属于哪一类科学文化是本节讨论的重点之一。

(一)中医药学的双重文化属性

对一门学科文化属性的判定,取决于研究对象的性质和影响这个学科理论形成和发展的文化环境。中医药学的研究对象是人及由人而引起的庞大客观体系。这个体系的最高层次是人;其次是人体的结构、人体的活动、人的意识和感觉;最后是人的健康及保持健康状态所需的条件,人的疾病及其发生、发展、诊断和治疗,为治疗疾病探索的技艺和寻找的药物。这是一个复杂的客观存在的体系,其中第一层次是人,因为人是个自然生物体,人的生存要吃、喝(新陈代谢)、适应大自然等,这是人的自然属性;人又生活在一定的社会环境之中,人有思维、情感、情绪、与其他人的交往等,这是人的社会属性。第二个层次是人体的结构属自然属性;人的活动既有自然性的活动,又有社会性的活动;人的意识和感觉都应是社会属性。第三个层次既有自然性的也有社会性的。因此,作为中医药学对象的复杂体系,既有自然属性,又有社会属性。对象的属性直接影响着认知主体认知方向和基本理念的形成,是影响中医药学呈现文化属性的决定性因素之一。

影响中医药学呈现文化属性的另一重要因素,是环境文化所提供的文化成分的文化属性。中医药学形成和发展于中国古代的传统文化环境中,中国文化在认识人的基本理念中,没有像西方文化那样,主要将人看作一类自然存在物,而是主要从人的社会存在来认识人。中国传统文化从自然哲学到人文哲学、人伦哲学,都主要从社会存在的角度认识人,春秋战国时期的儒家文化、道家文化,以及当时的历史、文学、艺术等,都为当时的中医药人认知医药事物提供了丰富的思想成分、意识观念、理论依据和思维方式,使中医药学扎扎实实走上了人文主义认知之路。古代文化人聪明且实事求是,他们不可能不从人的自然存在去认知和思考人的活动,他们必然要观察人的饮食、起居、寒冷、炎热、避风、躲雨、疾病死亡等。

其实,我们的祖先在当时认知能力相当低下和社会知识总量相当贫乏的条件下,并不知道人与人的活动有自然性和社会性。他们只知道围绕着人的生存和生活,认识和思考人如何才能吃饱,如何才能没有痛苦地尽可能长时间地活着。可见,人与人的活动是一类客观存在的事物,本没有文化属性的分类,是现代人在文化研究过程中人为地将事物划分为自然和社会属性。

(二)中医药学的自然文化属性

中医药学之所以归于自然科学,是因为它毕竟属于医学的范畴。中医药学以人体、人的生命、人的健康和人的疾病作为研究对象。古代中医药人首先注意到的是人的机体,人都有头、躯干、四肢,需要吃食物、喝水、吸入自然之气等;关心的是人为何有胖有瘦、为何会死亡、为何能生育、为何有多种痛苦等问题。当关注于这些现象的人们将其中的部分现象联系起来思考,就形成了中医药学最初的认知思维,当他们在思考的基础上再从行动上摸索减少痛苦或延长生命的措施,并成为社会性的行为时,就形成了中医药学的早期实践。当这些思考和行为被人们所认可,并被流传给后代,就成为中医药学在自然层面认识医药问题的客观基础。

在中医药学的理论和实践中,体现为自然性文化的内容处处可见。中医基础理论的脏象学说中,关于人体内的结构组成和功能活动的认知和阐述,是从人体的自然存在的层面进行的,如对心、肝、脾、肺、肾、胆、胃、大肠、小肠、膀胱、气、血等体内存在物的描述,都是建立在对人体内偶尔的观察中,或者在宰杀牛、羊、猪等家畜的观察中再经联想而实现的。

人生存和生活在大自然中所引起的自然现象,是古代中医药人最不放过观察和思考的客观事物。中医药理论中"人与天地相参,与日月相应"的基本理念就是古代中医药人注重人与自然的关系认知的最重要的基本理论。

中药学是关于有治疗和摄生作用药物的理论。本是关于自然物的研究,中药学的自然属性是显而易见的,但中药学对中药药物的认识,并不是将药物主要看作自然物质。中药学中关于药物的性、味、归经、功用、主治等核心知识和理论,都不是直接对药物物质的研究,而中药药物的辨认、种植、采集、保管、炮制等是对中药材本身的认知,当属自然性文化。此外,利用现代科学和技术研究中药所形成的文化,如中药化学、中药药剂学、药用植物学等属于自然文化。

(三)中医药学的社会文化属性

中医药学虽然总体上归于自然科学的范畴,但是中医药学关于医药学理论的阐述中相当一部分的理念、观念、思想确实是在社会文化的层面阐释医药学的道理,其表现主要体现在如下几个方面。

其一,社会文化直接影响中医药学。从中医学理论的理念、思想来源看,古代中医药人大量吸收了当时社会文化的思想和理论成分。如儒家学说的"仁爱"思想、道家学说的"道法自然"理念等,都对中医药理论的形成和发展产生了巨大的影响。从社会文化的特点看,中国文化的人本主义核心思想是关注人的社会存在和社会关系,即人是中国文化永恒的主题,社会文化与医药学具有几乎相同的认知对象。人的喜怒哀乐、饮食起居、与其他人的社会关系等既是社会文化关注的内容,又是中医学关注的事物。凡是社会文化涉及人的生命、健康和疾苦的见解,中医药人可以直接引入对中医学的认知。从认知主体的身份看,中国古代的文化人和中医药人没有严格的职业界限。许多社会文人非常喜欢中医中药,他们对中医药事物的思考所形成的理念或理论,本身就是中医理论的成分。最典型的是王冰注释的《素问》,王冰本人当时就是一个有名的道家人士。古时的中医药人关注和从事社会文化研究,也是普遍存在的现象,他们也会将在社会文化领域对人的认识转化为对中医药事物的理解。

其二,中医药专业者思考人的健康问题躲不开人的社会存在。中医药学专业者发现长期清静、不烦、不燥的情志活动状态,是人体保持健康必不可少的条件,但是人们往往心高志远,常常过度劳作,费神又费力,久之则伤身而不得强身健体。可见人的社会活动因素是中医药学构建人体健康理念的客观依据,也是中医药学体现出社会文化属性的必然因素。

其三,中医药人认知疾病本质时必然联系到人的社会活动。在中医药学形成和发展的古代,人们并没有自觉区别文化属性和文化分类的能力,人们欲解释和解决许多疾病的原因、机制和摆脱疾苦的问题时,会依据疾病的表现、围绕着与疾病相关的各种因素进行综合的认知。患者的情绪状态引导着中医人从引起患者异常心境的社会活动,寻找与疾病的发生和发展有着必然联系的社会因素。金元四大家之一朱丹溪的著名理论"阳常有余,阴常不足"中,有一个"铁汉论"中说道:"夫以温柔之盛于体,声音之盛于耳,颜色之盛于目,馨香之盛于鼻,谁是铁汉,心不为之动也?"朱丹溪接着阐释,"心不宁则相火妄动,相火动必耗散真阴,故阳常有余阴常不足。"这是中医药学体现出社会文化属性的又一表现。

其四,中药学的社会文化性体现。中药学是研究治病药物的理性阐述,主体属性是自然性文化,但是在对自然性药物认识和表述的过程中,体现出明显的人文因素。如对药物"四性"寒、热、温、凉的认知,不是对药物物理温度的测量和表述,而是药物作用于人体后所产生的反应,又经过患者或中医药人有关药物对人产生作用的主观感觉而表述出来,体验感觉和表述感觉属于人的社会性活动。又如中药学关于所有中药功能、药物的归经等,都不是在受控实验基础上对药物化学结构和物理形态的认知和表述,是在药物作用于人体产生体内反应,人们对反应的感觉和表述,则是对中药理性认知的核心内容。

二、中医药学的文化形态

事物的存在和运动是事物的本质体现,事物的形态是体现事物本质的重要方面。文化在发生、发展及其存在和被人类运用的过程中,表现出一定的形态,即文化形态。它包含的要素有创造文化的人类群体,文化的认知对象、认知过程,文化的载体、文化的传播等。不同的文化形式由于上述要素的表现形式不同,文化的存在和运动也表现出不同的文化形态。

(一)不同的文化形态

创造文化的人类群体不同,人类的群体有民族的区别,不同民族又有心理趋向的差别;不同的群体还有文化的积淀不同,文化底蕴不同;不同群体在一个相对文化历史时期内所达到的生产力水平、生产方式也不同,这些因素共同构成创造文化的人类群体不同的要素,是文化表现为不同形态的主体要素。

创造文化的认知对象不同是造成文化形态不同的要素。所谓文化的认知对象,一方面是指对象事物的宏观领域,另一方面是指同一领域同一事物的不同存在方式。例如对人的认识,一种文化以人的自然存在和物质特性为认知对象,另一种文化则以人的社会存在和社会关系为认知对象。

认知过程不同主要指人们在认知客观世界过程中所表现的思维方式不同。所谓的思维方式,是在人的思考活动脱离客观事物的程度和方式层面而论,以抽象逻辑思维为主导和以不脱离客观事物形象为主导的两种思维方式"生产"出的文化形态也不同。

文化载体是指承载文化的工具,如语言、文字、图画等。文化的承载工具使人们在利用工具记载和认知思考事物、理念、知识、理论的过程中表现出不同的形式和风格,从而在一个方面体现出文化的形态。

文化的传播方式体现文化形态的一个方面,如主要依靠发音语言传播文化,可以提供许多传播的方便,同时又必然受到地域、时间、人的生命等多种条件的限制;利用文字和图画传播文化,文字性质的不同,拼音字母性文字因其不表意而处在第二性,表意性文字则直接承载事物的含义,具有第一性的特征,即文字的字形与所承载的意义是相通的,一个单音字可依字形表示意义承载词的含义。传播文化的方式和作用与发音语言传播文化体现着不同的文化形态特征。

正是因为上述各要素在文化的形成、存在和被人类运用的过程中,发挥着不同的作用,从而形成了不同的文化形态。其中最大、最具有代表性的两种文化形态,一种是以中国文化为代表的东方文化形态,另一种是以从古希腊文化发展而来的西方文化形态。

(二)中医药学呈现的文化形态

中医药学的文化形态同构于中国传统文化的形态。中国传统文化形态具有如下几个特征。

其一,中国传统文化以人为本。在中国文化的第一个盛期到来之前至盛期时,中国古代社会出现了封建经济萌芽,刺激着社会生产力的发展。当我们的祖先放眼认识这个客观世界时,发现人是这个世界起主导作用的力量,人也是最宝贵的,因此人们就将人的存在、人的活动、人与人之间的关系作为了最主要的认识对象,从而出现以儒家和道家思想为代表的人本主义文化,涌现了以人为主要议题的多种理论学派,形成了庞大的领先于世界的以人的存在和人与人之间关系为主题的社会文化理论体系。

其二,中国传统文化具有整体动态自然观。世界上任何一种文化体系都必须讨论三个问题,即人、天地、人与天地。有的文化习惯于单一地、分解地、静态地认知上述三大事物。中国的文化人不是如此,他们深刻地认识到人不可能单独存在,人居天地之中,受着天地的支配,天地在不停地运动变化,人只有顺应于天地才能生存。因此,在客观世界的整体联系中认识世界,在客观事物的运动变化中认识事物,则形成了中国传统文化形态标志性认知观。

其三,中国传统文化是以不脱离客观事物形象思维为主导的认知过程。早在人类刚刚进入新石器时代的时候,人类就开始主动认识客观世界,只能在事物的整体形象联系的层次认知事物,形象性想象、联想和构思是人类史前文化的主要认知之路。我们的祖先在世界第一个文化盛期时,没有突发奇想地创造抽象的逻辑推理的思维模式,而是沿着先祖的认知之路,脚踏实地地走向古代科技,创造了领先于世界的中世纪中国先进的生产力和科学技术。

其四,中国传统文化表达以汉语言、文字为载体。人类的文化之所以能不断地传承和发展,语言和文字的载运功能是不可或缺的,而载运过程所显露的方式是体现文化形态的重要方面。汉语言文字在承运中国传统文化的过程中,突出地表现了语言简洁、文字传意的文化风格。

其五,中国传统文化脉络不间断传承。中国传统文化是世界文化发展史上少有没发生过大的断代现象的传统文化。它从萌发到发展,到成熟,始终一脉相承,是真正称得起沿袭着传统脉络的传统文化。

中医药学的文化形态完全同构于中国传统文化形态,是中国传统文化形态在医药文化领域里的具体体现。中医药人站在大自然的高度思考人的生命、生存、健康、疾病、治疗,站在哲学的高度思考天地的运转,思考人生命活动的过程,在动态思维中观察一切运动着的事物,使中医药理论呈现出整体动态认知观的文化形态;中医理论的脏象学说不打开人的机体而阐述体内的结构与功能,中医诊治理论的形成,中药性、味、功效等理论体系的建立等,其认知思维的桥梁就是形象思维,整个中医药理论和实践体系,典型地体现着以形象思维为主导的认知之路的文化形态;以汉语言、文字为中医药学的文化载体,世代相传的中医药学文化脉络等都鲜明地表现着中国传统文化形态的特征。

(三)不同文化形态的中西医药学

中西医药学虽然拥有相同的认知对象,也有相同的实践目标,却由于创造中西医药学的民族群体所处的时代、文化底蕴、基本认知观和认知途径、医药学的文化载体和文化传承模式不同等因素,所以中西医药学表现出完全不同的文化形态。

其一,中医药学是中国传统文化的一部分。它产生于中国传统文化的土壤之中,形成于中国文化的第一个盛期,是中国传统文化在医药领域里的具体文化形式。它体现着中华民族的心理趋向。而现代医药学属于现代科学体系,它从近代医药学发展而来,形成于近代科学兴起之时,体现着在经历了漫长的中世纪以后西方民族群共同的心理趋向,它的知识基础是近代科学的物理学、化学、生物学、生物进化理论等学科。这是中西医药学在形成年代及文化积淀方面的区别。

其二,中医药学将人体看作是一个与大自然、与所处社会环境及周围一切事物有着复杂联系的,自身又处在不停运动着的机体。其理论的整体性和动态性是突出的文化形态表现。从近代医药学发展而来的现代医药学,将人看作一个物质实体,注重从人体的静态微细结构和可测量的各部分的功能研究人体,在诊断疾病时主要依靠现代科学仪器,寻找机体的实质改变,在治疗疾病中主要依靠现代化学和物理学的理论、产品和技术,达到治疗机体的器质性病变的目的。这是中西医药学在基本认知观层面的文化形态差别。

其三,中医药学主要借助形象思维实现对人的机体和疾病的把握。中医药理论都是形象思维的产物,在认知思维要素层面典型地体现了中国传统文化的形态,"司外揣内"和"意会思维"是中医药理论运用形象思维的具体表现。现代医药学承袭近代科学的抽象逻辑思维模式,在传统唯物论的指导下,主要从人体的实质结构与功能认知人体,体现出构造性人体认知的基本观念,形成了以抽象概念为细胞的具有逻辑结构特点的近、现代医药学理论体系,表现出与中医药学完全不同的文化形态。

其四,中医药学以汉语言文字为承载工具,其经典著作全部是通过古汉语汉字撰写、保存和流传下来的。近代以来的医药学由西方传至中国,其在西方的存在借助各种字母性文字保存和流传,也以同样的形式传入我国,虽然经过汉语言文字的翻译,其语言叙述格式仍保持着西方文化的风格。

三、中医药学的科学本质

"科学"的本质含义是合理,能在一定程度上相对正确地解释客观事物,是社会需要,能创造社会效益。

(一)中医药学的科学体现

评价一个具体的学科是否具有科学性,可从以下几个方面评估,即人类社会是否需要,它是否拥有系统的理论,其理论的形成是否符合人类思维发展的规律,是否拥有与理论体系相适应的实践体系,理论与实践是否形成合理的机制等。中医药学完全具备上述条件。

1. 中医药学是社会的需要,是中华民族生存和生活的需要 中医药学自从萌发和形成以来,一直是保障我们祖先生存和发展的重要因素。民众的健康一刻也离不开中医中药,中医中药数千年来有效地维护着先民的健康。在科学飞速发展的今天,古老的中医药学仍然表现出强大的生命力,能解决许多现代医学不能解决的疾病和健康问题,在调治许多慢性消耗性疾病方面、在养生保健方面、在减少药品的不良反应等方面发挥着独特的作用。过去、现在和未来,中华民族的健康事业都需要中医药学。

2. 中医药学拥有完整的理论体系 中医药理论之所以可以称之为"学",而且是一门庞大的学科群,是因为中医药理论系统地回答了医药学对象的"是什么"和"怎么样"的基本问题。中医药学在中国传统文化的环境中,以中国传统文化为知识基础,构建了人体的结构与功能系统;把握了疾病诊断、治疗的本质及规律;形成了保持健康和病愈康复的理论和实践体系;完善了以治病药物的性能、分类及配伍等为骨干成分的医药学理论体系。

3. 中医药理论经过了符合人类思维发展规律的思维过程 质疑和否认中医药学科学性的人们的主要论点,认为中医药学的理论没有经过抽象的逻辑思维,其理论结构不符合以抽象概念为细胞理论体系的科学理论标准。诚然,中医药学的理论确实与近、现代科学理论表现为不同的模式。问题的关键在于,在人类通过思维反映存在的道路上,是否只有抽象思维一条路。其实,在西方近代以来的科学活动中,才开始形成以抽象思维为主导的社会思维模式。近代科学以前,人类已经创造了许多古代科学和技术,其中包括中国古代科技,说明人类在思维反映存在的道路上并不是只有抽象思维一条。形象思维是人类在较低生产力条件下,在思维方式相对简单的条件下认知世界的一种普遍运用的思维方式。中华民族充分利用和发挥了形象思维的作用,创造了领先于世界的古代科学和技术。中医药学是最具代表性的中国古代科学和技术。中国古代医药人在认知人体、健康、疾病和药物的过程中主要经过了以形象思维为主导的思维方式,中医药理论是形象思维的产物,中医药人识病、用药主要表现为形象思维的过程。

4. 中医药学拥有完整的实践体系 中医药实践当早于理论体系的形成,理论体系形成以后的实践不是盲目的和无规律的,而是在理论的指导下展开的系统性实践,后汉张仲景《伤寒论》的问世,则是中医药学从理论医药学走向实践医药学的标志。中医药实践体系的形成表现在如下几个方面:模式多样化,有以服药治病的"汤医";汤药治病由单味药到多味药;用药配伍由简单组合到规范为"君、臣、佐、使";有以诊治疮疡为主的"疡医";有用针、用灸、用推拿治病的针推技术。中医药学结构在不断完善,最初的实践结构单一,只以治病为主,后又发展到注重防病,做到防治结合,再后来又重视病后康复的指导。专业队伍建设的完善,实践的主体是中医药人,师带徒的教学模式保证了专业技能的传承,历代政府的重视使中医药机构网络形成体系。

5. 实践效果是检验理论的依据 中医药学没有受控实验的支持,就不能上升为科学的层次,这是一些人否认中医药学科学性的一个质疑点。在中国古代以人为本的文化环境中,当时的人们不可能有意识、有计划、有目的地进行动物实验,但是古代中医药人常常通过试探性诊治获得实践性验证。历代中医药人都非常重视临床疗效,疗效是中医药人验证诊断正确与否的依据,是验证临床引用理论恰当与否的试金石,是感悟新理论、新理念和新思想成分的源泉。因此,说中医药学是经验医学是无视中医理论的存在和指导。

(二)中药认知的科学体现

在否定和冲击中医药学的声浪中,中药有幸被列入了保留的范围。在"废医存药"的认知中,一部分人只是从中药能治病这个角度表示出保存的态度,但是中药为什么能治病,其科学依据是什么等,并没有人深入探讨。

中药之所以被中医药人用来作为抗击疾病、调节机体活力的主要工具,说明我们的祖先在认知中药和运用中药所形成的系统理论和知识体系一定具有极大的科学性。

1. 关于中药的理论有长期而广泛的实践基础　中药学的实践基础就是选药、认药、用药的经验积累。就长期性而言,用药的实践要比医理的实践早得多。中药的发现很可能是人们在生活中偶尔获得的,偶尔得之不属于实践的范畴,有目的地再用于治病才是实践,这样的活动早在中医药学形成之前的数千年就开始了。寻药、认药和用药的活动是一种社会成员广泛参与的活动,人们在活动中获得的感觉、体会等都是中医药专业人实践活动的延伸。

2. 关于中药功用的理论是理性思考的知识体系　中药药性、功用不是对用药经验的堆积,每一味药物的主治知识只是中药理论的一部分,体现中医药人理性思考的环节是关于中药作用机制的思考。中药学关于药物的研究虽然没有针对药物的物质属性,但是药物作用于人体的本质是什么,药物与人体发生了什么关系,其中有什么重复出现的规律等,都是中医药人需要借助相关知识经思考才能把握的。中药学中关于中药的药性、功能和归经之类的理论,都是理性思维的产物。

3. 关于中药的理论与中医学理论相通、相应　中药学的理论适应于中医学的理论,因为中医理论关于人体以及疾病的认知并没有建立在机体实质的基础上,而是依据机体在活动状态下表现于外的信息,揣摩出体内不正常的活动。中药学关于中药在体内作用的认识也是以如何改变机体不正常的活动为出发点的,如中医理论认为机体感受风寒之邪,致腠理紧闭,寒郁于内,中药学认为麻黄和桂枝在体内打开了紧闭的腠理,驱使寒邪随汗排出于机体之外,实现了治病的愿望。

4. 中药作用机制具有合理性　中药理论早先关于中药治病的机制没有通过动物实验,也不是对药物进行化学成分和结构的分析。那么,中医药人是怎样实现对中药作用机制的理性把握呢? 从科学性的层面剖析中药学关于药物作用机制的解释是否合理,是寻找中药学理论是否具备科学性的有力证明。中药学关于中药性、味、归经、功用的一般理论和每一味药的知识,都是关于中药作用机制的理性解释,解释的依据是药物作用于发病机体前后征象的变化。药物作用机制的核心理性解释则是对机体发生变化过程与药物的关系。如果说这种解释是没有实质观察和实验证明的,那么,现代药理学对药物作用机制的认知,是站在机体微观结构某个层次的外部,依据层次外部用药先后征象变化的差别,解释内部变化与所用药物的关系。只不过中医药人在遥远的古代是站在人体这个宏观黑箱的外面,而现代药理学研究是站在微观的机体某个层次外面。

5. 中药剂型、配伍具有优越性 中药用药剂型的汤、丸、散、膏、丹等,是中医药人根据病情的需要选择适当的剂型,使中药最大可能地发挥药力,这是中药学科学用药的特长之一。中药配伍"君、臣、佐、使"原则的科学道理在于,中药复合用药是利用多味药的多个功能有机组合,针对多因素共同作用下形成的动态病机。

第三章 传统文化对中医文化的影响

第一节 儒家文化与中医文化

儒家文化是中国传统文化中的三大思想体系之一。在中国封建社会,儒家思想为新兴的封建国家提供了合理的政治制度,成为安邦治国最好的思想工具;与此同时,儒家文化在化解矛盾,加强中华民族的凝聚力,捍卫国家统一的斗争中起了重要作用,儒学学术还通过宣传各族一家、要以文德来感化交流,推进融合的观念,对中华民族共同体的形成起到了特殊作用。所以,在中华传统文化里,儒家文化一直作为主干文化而存在。

中医学以其与人民群众生活联系紧密的特性,与兵学、农学、手工艺被列为中国四大实用文化之一。而儒家文化也成为中医的精神源头;纵观中医学发展之历程,其兴衰与儒家相呼应;其学说也与儒学相贯通;医者也有儒者之风骨。儒家文化的具体思想以及思维方式都对中医学理论的构建和发展产生了重要影响。儒家思想的多元性渗透到中医学中,造就了厚德载物、兼取其长、有容乃大的开放的中医学理论体系,影响了一代又一代医家思维方式的构建,使他们博学强识、厚积而薄发,使中医学的发展充满了蓬勃的活力。

一、儒家文化及其特点

儒家文化由孔子在春秋时期所创立,作为一种脱胎于周朝礼乐传统,以仁、恕、诚、孝为核心价值,着重于个人的品德修养,强调"仁"与"礼"相辅相成,提倡人伦教化和仁政,是一种富于人世理想与人文主义精神的哲学文化思想和宗教体系。经过长期的强化和浸透,儒家文化成为中国传统文化的核心和主导,其思想内核不但为统治者普遍接受,而且还深入到百姓的日常生活,塑造着中国国民性格,进而使儒家文化成为炎黄子孙的基本民族精神,对我国的历史进程产生了重要的影响。一般来说,儒家文化有三个显著特点。

一是重人文、伦理。中国的传统文化有重视人与人关系的传统,人与人之间的道德规范构成了伦理,人与人之间的关系强制化构成了政治,而伦理政治是中国传统文化的核心。在儒家思想支配下的宗法封建制的中国古代社会,其政治方式是"德治"或"礼治",而不是法治,即以伦理道德或"礼"作为统治手段。这样,就更突出了伦理道德思想在中国古代文化中的重要地位。儒家思想的正统地位决定了中国古代的伦理道德观念实际上就是儒家的道德观念,儒家伦理也就成为中国古代文化的基线。儒家的道德规范有很多,如孝、悌、仁、义、礼、智、信等,其中最重要的是孝和仁。"孝"是儒家最基本的道德规范,而"仁"则是儒家最高的道德追求。

二是重实用,积极入世。儒家文化从一开始来说就是一种辅佐君主治国的体系,正如班固所言"儒家者流,盖出于司徒之官,取人君顺阴阳明教化者也",历代的儒生都以"修身、齐家、治国、平天下"为己任,主张用一种积极主动的精神来改善民生,经世致用,务求实效,因而无论提出什么样的学说,都是力求为一定的社会现实服务。孔子主张"如有所誉,起有所试",意思是说提出某种学说要用于实际,以观察实效。这种现实化的作风直接影响了中国文化,塑造了国民务实的性格,刻画出中国人"重实际而黜玄想"的民族性格。

三是崇经尚古。中国传统文化的继承性和延续性的强大源动力来自中国文化重传统、尊经尚古的精神,突出地表现在对古代圣贤的崇拜和迷信。这一点在儒家文化中表现得尤为突出,《汉书·艺文志》称儒家是"游文于六经之中,留意于仁义之际,祖述尧舜,宪章文武,宗师仲尼,以重其言,于道为最高",后世儒生常以"信而好古"自居,习惯于借用经典来表达自己的思想,从传统中寻找智慧。

二、儒家文化对中医文化体系的影响

中医学成长于中国传统文化土壤之中,其形成和发展一直受在中国传统文化中占统治地位的儒家思想的影响。古代医家认为医儒同道,甚至认为"医出于儒",可见儒家思想对中国传统医学思想的形成和发展产生了深刻的影响,成为传统医学的理论基础。

（一）儒家文化对中医学的哲学观念的影响

1. 儒家"天人合一"的观念与中医学的整体观 儒家"天人合一""天人合德""万物一体"的思想是中国传统文化的主要内容之一,其核心是强调人与人、人与自然之间的统一协调。儒家系统阐述和应用"天人合一"理论者首推董仲舒,他在《春秋繁露》中说:"天人之际,合而为一。"将儒学的中心问题即天和人、人与自然、人与社会之间的关系问题,具体说成是天人感应论,建立了天人感应的思想体系,对先秦时期提出的天人之际的争论,做了简明直接的回答。

儒家"天人合一"的思想,对于中医学"整体观"的形成起到了直接的促进作用,整体观的主要内容就是承认人与自然的整体统一性、强调天人相应的观点,这显然是受儒家"天人合一"思想的影响。

中医认为,人与自然界有密切的关系。自然界的一切,如气候、季节、时辰、地域都与人体的生理现象、精神活动、病理表现有着统一性。人的生命来源于天地自然的演化,《易传·系辞下》说"天地絪缊,万物化醇",《荀子·礼论》中说"天能生物,地能载人",《内经》遵循此思想说"人生于地,悬命于天,天地合气,命之曰人""人以天地之气生,四时之法成"(《素问·宝命全形论》)。这与儒学提倡的"天人合一"论是完全一致的。

《内经》把人体生命纳入广阔的大自然中考察,发现人体生命运动节律与自然的阴阳节律有高度的协调和同步,故中医认为人体的生命运动要顺应天地运动的规律。《易传·系辞上》说:"日月运行,一寒一暑。"认为自然运动,往来更替,具有规律性。正因为"人之常数"即"天之常数"(《素问·血气形志》),"天地之大纪,人神之通应也"(《素问·至真要大论》),故《内经》主张研究人体与探讨自然相结合,并认为这是认识人体的一条重要的方法论原则,《灵枢》还明确指出:"春生,夏长,秋收,冬藏,是气之常也,人亦应之。"表明了人体气血的运行具有周期性。中医还认为自然环境的变化必然要影响人体正常的生理变化。比如,在一年四季的变化中,"天暑衣厚则腠理开,故汗出……天寒则腠理闭,气湿不行,水下留于膀胱,则为溺"。在一天的昼夜变化中,"平旦人气生,日中而阳气隆,日西而阳气已虚,气门乃闭"。人体病理受天地变化之影响:《内经》发现,不同的地方区域,由于环境条件如气候、水土、饮食、居处等不同,人们的生活习惯、劳作方式不同,从而形成不同地方区域人群体质的差异,并形成当地的多发病和常见病,季节气候的不同可形成季节性的多发病。即使在一天之内,随昼夜阴阳消长进退,人体的病理反应也会各有差异。如四时发病的特点为:春温、夏泄、秋疟、冬寒。"长夏善病洞泄寒中,秋善病风疟""夫百病者,多以旦慧、昼安、夕加、夜甚,何也? 岐伯曰:四时之气使然"(《灵枢·顺气一日分为四时》)。

另外,中医认为的七情致病也是人与社会、与自然相感应的表现。当强烈长久的精神刺激出现,就会超越人体的适应能力和耐受程度,使脏腑经络的功能紊乱,血液运行失常,人体的阴阳失去平衡协调,这时便会造成七情内伤,产生疾病。《淮南子·精神训》说:"人大怒破阴,大喜坠阳,大忧内崩,大怖生狂。"这种理念也可以解释中医的养生理念,养生理念必须顺应自然,《易传·系辞上》说:"天地变化,圣人效之。"《灵枢·本神》说:"智者之养生也,必顺四时而适寒暑,和喜怒而安居处,节阴阳而调刚柔,如是则僻邪不至,长生久视。"这些都认为养生成败的关键在于是否顺从了事物发展的规律。人们要想达到"治"的目的,首先必须"从"其规律。在《内经》中无论是养生保健,还是治疗疾病,都应根据季节气候、地理条件采用不同的措施和方法。中医学中的运气学说、子午流注、灵龟八法都是"天人合一""天人相应"思想的产物。

可见中医学的"天人合一""天人相应"思想与儒学的"天人合一"思想,都是受了儒家"天人之际"争鸣的思想影响,形成了具有自身特色的整体观念。

2. 儒家"中庸"思想与中医学的平衡观　　中庸之道是儒家的基本方法论,广泛运用于思想认识和社会活动的各个领域。孔子特别宣扬中庸之道,他说:"中庸之为也,其至矣乎,民鲜久矣。"(《论语·雍也》)但对于中庸之道的理解历来众说纷纭,多数学者认为,中庸是准确地把握了事物发展的规律,既反对"过",又反对"不及"。中庸思想几乎浓缩了儒家的思想核心,"中"是指无过无不及。"庸"代表"常","常"有平常、时常之意,也就是人们在生活中经常见到的事或听到的言,人人都可获得的德行。这种德行就是和谐,就是无偏胜偏衰。

在中庸的认识方面,第一层次可以认为中庸是矛盾着的两方面的统一。

如孔子说:"隐恶而扬善,执其两端,用其中于民。"(《礼记·中庸》)孔子也再三提到这个"两端"和"异端"的思想,他说:"吾有知乎哉?……我叩其两端而竭焉。"(《论语·子罕》)第二层次可以认为中庸反映了矛盾双方的变化消长和斗争,而达到致中和的目的。孔子以及历代的儒学家都主张对待对立的两端,应采取致中和的方法,防止斗争激化和矛盾转化。《论语·为政》曰:"攻乎异端,斯害也已。"《中庸》说:"中也者,天下之大本也;和也者,天下之达道也。致中和,天地位焉,万物育焉。"第三层次可以将中庸理解为一种理想的社会形态,"万物并育而不相害,道并行而不相悖"。中庸之道反映了儒学承认矛盾、重视统一、防止矛盾激化的思想方法和矛盾观。这种理念被中医学接受和运用。

中庸思想广泛贯穿和渗透于中医学的生理、病理、病因、治疗、养生、防病等理论之中,成为中医学的一种思维定式,形成了"致中和"的基本取向。在生理学方面,认为保持各种机能的协调与平衡是维持健康的重要条件。"阴阳匀平,以充其形,九候若一,命曰平人"(《素问·调经论》),"阴平阳秘,精神乃治"(《素问·生气通天论》);在发病学方面,认为"生病起于过用"(《素问·经脉别论》),"失中为病"都是由于"太过"或"不及"所导致;在病理学方面,认为阴阳失调是一切疾病发生、发展的基本机制,而"阴阳离决,精气乃绝"(《素问·生气通天论》)导致死亡;在治疗原则方面,是"补其不足,泻其有余"(《灵枢·邪客》),"谨察阴阳所在而调之,以平为期"(《素问·至真要大论》)。

中和是世界万物存在的理想状态,通过各种方法达到这一理想状态就是致中和,寒就要热,热就要寒,结就要散,逸就要劳,劳就要逸,微者逆之,甚则从之,上之下之,适事为故,恰到好处,天地各得其所,万物便生长发育,这是一种最高境界。中医学所阐明的"阴阳和合""阴平阳秘"生理机制也正是儒家思想的最佳体现。张仲景在《伤寒论》中认为:"凡病若发汗,若吐,若下,若亡血、亡津液,阴阳自和者必自愈。"当阴阳不和时,患者处于疾病状态,而当阴阳协调平和时,致病的因素消失了,疾病的症状也就消失了。"中和"观念还是历代养生家的指导思想。《内经》明确养生的原则就是"和于阴阳,调于四时",并举例说:"上古之人,其知道者,法于阴阳,和于术数,饮食有节,起居有常,不妄作劳,故能形与神俱,而尽终其天年,度百岁乃去。"(《素问·上古天真论》)可见,儒家的中庸之道渗透于中医学各个方面,影响全面而深远。

3.不为良相即为良医的人生价值追求　自古以来,许多胸怀大志的儒者,把从医作为仅次于入仕的人生选择。治国与医人,道理相通。医、儒结合,不为良相,愿为良医,形成了中国医学中独具特色的医、儒结合的现象。历史上儒医群体对中国医学的发展做出了不可磨灭的贡献,是中医学的主要助推者和发展者。

"儒医"是指宗儒、习儒的医者,或习医、业医的儒者。由于儒家以"仁义济世"为人生追求,而医学为"仁术",以治病救人为宗旨,儒与医有相似的人生目标,于是医、儒结合,形成了一个人数众多、绵延悠久的医家群体,即所谓"儒医"。正如元代戴良所说:"医以活人为务,与吾儒道最切近。

儒医的来源很多,主要分为以下几个方面。第一个来源是政府选拔,如宋徽宗时设置了从中央到地方的各级医学院校,办学之初,规定从儒家学校中选取具有一定医学基础或对医学感兴趣的人入学,吸引了一批儒家学士,成为最早的儒医,这种形式培养的儒医成了中医队伍中的骨干力量。第二个来源是从儒转医。因为某些儒士未能通过"学而优则仕"的道路实现自己的理想,未被当政者所选用,在"不为良相,便为良医"的影响下转而投身医学。如皇甫谧、王肯堂、喻嘉言、张景岳、李时珍等都因仕途不通转而学医,这些儒士的加入,壮大了中医的队伍。第三个来源简称为亦儒亦医,主要包括边做官边行医和做官行医交替为之两种形式。传说东汉张仲景任长沙太守时,逢旧历初一、十五停办公差,在大堂上置案为百姓看病,人称"坐堂医"。宋代许叔微、明代王肯堂、清代陈念祖等人,则是先行医后做官,致仕或遭贬时又由儒入医。还有第四个来源是称为因孝入医,因受儒家"孝道"伦理观的影响,很多儒医在选择学习的目的时认为"君亲有疾不能疗之者,非忠孝也"(《备急千金要方·序》),转为尽孝而学习医术,如明代医家王伦、唐代王焘、北齐的李元忠等,其学医目的主要是为尽孝道。

总之,儒家忠孝仁义的济世观,促使许多具有较高文化素养的儒士学习医术而成为儒医。"儒医"这种特殊文化现象的产生,从根本上改变了传统中医的人员组成,客观上壮大了中医队伍,提高了中医队伍的文化素质,改善了中医队伍的知识结构,为中医学广泛地吸收其他学科知识,如天文、地理、物候、哲学等奠定了基础。

从儒医对中医药学的贡献上来说,包括以下五个方面。

（1）整理典籍，保存前人成果。中医学的经典著作《黄帝内经》《伤寒杂病论》成书以后，历经战乱，或由于断简、虫蚀等原因，西晋后几近绝传。王叔和、林亿、成无己等儒医经过整理、校勘、编注、刊印，才使古代医家创立的医学理论和医疗经验得以保存，流传至今。部分儒医以理论研究为主，著书立说或编纂医药文献。如晋代皇甫谧著《针灸甲乙经》，唐代王焘编《外台秘要》，金代经学家麻九畴帮助张子和整理润色《儒门事亲》等。儒医是中医文献整理研究的骨干力量，医学文献整理是儒医对中医药学做出的一大贡献。

（2）总结经验，发展中医理论。如东汉张仲景创立了辨证论治诊疗体系。唐代孙思邈、元代朱震亨、明代李时珍、清代王清任在长期的临床实践过程中积累了丰富的医学经验，并进行整理总结，著书立说，丰富和发展了中医学理论体系。

（3）引入儒家规范，形成中医职业道德。儒医把"仁义道德"观引入医学领域，践行并形成了中医学的职业道德观。很多医家在自己的医学专著中，以显要的位置、大量的篇幅或专篇阐发医学伦理学问题，探讨医生的行为规范、医患之间的关系准则。代表作：《素问·征四失论》，唐代孙思邈《备急千金要方》卷一中的《论大医精诚》《论大医习业》两篇，元代曾世荣的《活幼心书·戒毁同道》，明代李梴的《医学入门·习医规格》及清代喻昌的《医门法律》等。

（4）开展学术争鸣，提高学术水平。秦汉时期，中医学的不同流派"百家争鸣"；金元时期，学术争鸣又一次蔚然成风。如"金元四大家"的刘完素、张从正、李杲和朱震亨，各自创立新说，彼此又相互补充发展，从不同侧面丰富和发展了中医的病因、病机学说和临床治疗学理论。各家流派的弟子、门人和私淑者继承他们的学说，薪火相传200余年，影响和推动了明清时期医学的发展。

（5）确立《内经》的经典地位，尊张仲景为医圣。宋儒为了抵制隋唐以来佛道两教对封建纲常伦理的冲击，曾提出重振纲常、恢复"道统"的主张。金元以后的医学家则为扭转"按证索方"、不求辨证的风气，把儒家道统说移植于医家。明代李梴作《原道统说》一文，与儒家认祖归宗；张介宾喻《内经》为医家"六经"，尊张仲景为"医圣"，《伤寒论》里的方剂也被称为"经方"。金元以后的医家对《内经》《伤寒论》的高度重视，承袭了传统经学视经典为万古信条的特点。

儒医对中医学的形成和发展起了积极的作用,但另一方面,儒家对中医学的发展也有一定的负面影响。如受儒家尊经崇古学风的影响,中医界较多地沿袭"尊经卫道"的保守作风,这种治学方式束缚了中医人的创新思维,影响了中医学的创新发展。在儒家重道轻器学术倾向的影响下,中医学研究也有重辨理、轻实证的倾向。封建伦理观中的"男女授受不亲",在一定程度上限制了中医学对女性疾病的认识与实践;"身体发肤,受之父母,不敢毁伤,孝之始也"(《孝经·开宗明义》),更是严重影响了中医对人体结构认识的深入。

4.医乃仁术的医德精神　医德是医务人员应具备的一种思想品质和职业道德,是医务人员在整个医务活动中应遵循的行为规范和准则。中国传统医德作为中国传统道德思想的一部分,主要受到传统儒家"仁"学思想的感染和影响,吸取了儒家文化的精华,又进一步得到发展和完善,最终成为一种源远流长、博大精深的医学观念。

中国传统医学道德是在儒家思想为主的社会文化背景下逐渐形成的,而"仁"构成了儒家伦理和传统医德的基本内容。"仁"是儒家伦理思想的核心,而医家济世救人的职业要求与儒家仁爱的道德原则具有内在契合,医学对儒家而言是实践其仁爱道德原则的一种技艺,以至于医术在中国古代常被称为"仁术","医乃仁术"是传统医德对医学的一个固定而经典的表述。同时,在传统医德思想中,"医乃仁术"必须以"医者仁心"为先决条件,"医乃仁术"必须建立在"医者仁心"的基础之上。从这个意义上说,仁心仁术不仅是传统医德的基本要求,也代表了儒家伦理对医学本身基本价值的判断。

"医乃仁术"是具体的行医宗旨。古代将医术称为仁术,即医学是一门救人生命的学问,这是以人为本的医道观的高度概括。明代龚廷贤在《万病回春》一书中说"医德,古称仙道,原为活人",在《回春录》中又说"医者,生人之术也"。清初喻昌在《医门法律》中说:"医,仁术也。仁人君子必笃于情。""仁"还是评价医生的重要标准。西晋杨泉的《物理论·论医》指出良医应是"仁爱之士""聪明理达""廉洁淳良""其德能仁恕博爱,其智能宣畅曲解"。宋代林逋在《省心录·论医》中说:"无恒德者,不可以作医。"明代龚信在《古今医鉴·明医鉴》中也说:"今之明医,心存仁义。"由此观之,中国传统医学有着以人为本的仁爱传统。只有具备仁爱精神的医家,才是可以信托的。

"普同一等"是行医原则。在等级森严的封建社会中,不少医家以不分贵贱、一视同仁为自己行医的准则。孙思邈在《大医精诚》中要求医生做到"若有疾厄来求者,不得问其贵贱贫富,怨亲善友,华夷愚智,普同一等"。后世医家多为此付诸实施。北宋康慎微医术高超,"治病百不失一",凡病家来请,"不以贵贱,有所召必往"。明初医家刘勉"生平视病者平等如一",强调富者不贪财,贫者不厌求。他们身体力行,把平等待人、一视同仁的行医规范贯穿于自己的行为之中,而且对后世医德的形成也具有深远的影响。明代名医龚廷贤也主张医家要"一存仁心,博旅济众",强调"贫富虽殊,药施无二"。

古代医学家们以不营私利为医务道德的最高境界。许多医家在医疗实践中表现了清廉、淳正的优良品质。他们不计报酬,不辞辛劳为民治病。东汉名医张仲景强调医生必须多为患者着想,他在《伤寒杂病论》序言中批评当时社会上热衷于功名利禄的那些人,反对"竞逐荣势,企踵权豪,孜孜汲汲,唯名利是务"。三国医生董奉,为人治病,亦不取钱,病愈者,使栽杏一株,重者五株,如此数年,计数十万余株。"杏林春暖"已成为中医史上称道医德高尚的佳话。唐代医药学家孙思邈在《大医精诚》中指出"凡大医治病,必当安神定志,无欲无求。""医人不得恃己所长,专心经略财物,但作救苦之心。"明代医生潘文元医术高明,每日登门求诊的患者"盈门塞巷",遇贫苦患者尤其照顾。

历代医者都认为医生之间应互尊互助、互敬互爱、互相学习、取长补短。强调同行之间"和为贵",即同道相重,谦和谨慎。唐代孙思邈对医生强调不得"道说是非,议论人物,炫耀声名,訾毁诸医,自矜己德。偶然治瘥一病,则昂首戴面,而有自许之貌,谓天下无双"。明代医生陈实功则认为"凡乡井同道之士,不可生轻侮傲慢之心,切要谦和谨慎,年尊者恭敬之,有学者师事之,骄傲者逊让之,不及者荐拔之,如此自无诗怨,信和为贵也"。

医学是一门知识深奥、广博的科学,必须经过勤奋刻苦的学习钻研,才能掌握其精髓,医家勤奋好学、刻苦钻研的精神,本身即是高尚医德的表现。在"学而优则仕"的封建社会里,许多医家不为名利,毕生献身医学事业,表现了忠于医业、献身大众的职业精神。与此同时,在看病时要求对患者精心诊治,《内经》中就曾斥责过看病草率的庸医,指出"诊病不问其始,忧患饮食之失节，起居之过度，或伤于毒。不先言此，卒持寸口，何病能中，妄言作名，为粗所穷"。孙思邈亦说："凡大医治病，必当安神定志。""省病诊疾，至意深心，详察形候，纤毫勿失，处判针药，无得参差，虽曰病宜速救。要须临事不惑，唯当审谛覃思，不得于性命之上，率尔自逞俊快，邀射名节，甚不仁矣。"

三、历代著名儒医

历史上，凡是著名医家皆通儒，他们具有渊博的文学、哲学等知识，互相渗透利用，集中到医学上来，既有继承，又有创造。正如明代著名医家徐春甫在《古今医统·儒医》中说："儒识礼义，医知损益。礼义之不修，昧孔孟之教，损害不分，害生民之命。儒与医岂可轻哉？"

中医历来奉张仲景为医圣，张仲景也是儒医的鼻祖，其著作《伤寒杂病论》是中医临床的经典。金朝四大名医之首张从正说："医家奥旨，非儒不能明。"从行文法则上看，张仲景在《伤寒杂病论》中运用了大量形象、精练、准确的词汇和修辞手段，形象描写了症候和症状的特点，其娴熟地运用叠音词、排比句，功底甚深，医理精湛而又情境宛然。汉灵帝时期，张仲景承袭家门，进入官场。他在做官之余，择定每月初一和十五两天，大开衙门，不问政事，为患病的百姓治疗病痛；他端端正正地坐在大堂上，挨个仔细地为老百姓诊治，这一举动在当地产生了强烈的震动，后来人们就把坐在药铺里给人看病的医生，通称为"坐堂医生"，用来纪念张仲景。与此同时，东汉末年频繁的战乱导致瘟疫流行。一些庸医便趁火打劫，不给患者认真诊脉，"按寸不及尺，握手不及足"，和患者相对片刻，便开方抓药，只知道赚昧心钱。更多的人，虽师承名医，却不思进取，因循守旧，不精心研究医方、医术以解救百姓的病痛，而是竞相追逐权势荣耀，忘记了自己的本分。张仲景对这些人非常气愤，痛加斥责，他决心要控制瘟疫的流行，根治伤寒病。从此，他"勤求古训，博采众方"，刻苦研读《素问》《灵枢》《难经》《阴阳大论》《胎胪药录》等古代医书，继承《内经》等古典医籍的基本理论，广泛借鉴其他医家的治疗方法，结合个人临床诊断经验，研究治疗伤寒杂病的方法，并于建安十年（205年）开始着手撰写《伤寒杂病论》。这是我国第一部从理论到实践、确立辨证论治法则的医学专著，是中国医学史上影响最大的著作之一，是后学者研习中医必备的经典著作，它确立的辨证论治原则，是中医临床的基本原则,是中医的灵魂所在。

唐代著名诗人、文学家刘禹锡自幼体弱多病,深感医药学对健体强身、济世救人的重要性。于是他从当地名医的家中借来《素问》《药对》《小品方》等医药学的典籍伏案攻读。经过 30 多年的研读和临证,刘禹锡不仅"其术足以自卫",而且族人、门生有疾,经他处方用药后均获良效。大诗人白居易的诗篇中有不少是论及病因、病机及脉诊的,其《病气》诗云:"自知气发每因情,情在何由气得平? 若问病根深与浅,此身应与病齐生。"这与《内经》所说的气为百病之母,因气致病的理论是一致的。

至宋代,儒士从医者日渐增多,如对《伤寒论》的整理和阐释有重要的贡献的朱肱,著有我国第一部儿科专著《小儿药证直诀》、被誉为"幼科之鼻祖"的钱乙都是当时著名的儒医;更值得一提的是当时流行的《苏沈良方》,相传为苏轼和当时的政治家、科学家沈括所合编,其中收录了苏轼所撰写的方剂48 则;另外一些著名的理学家如张载、程颐、朱熹等人都对中医学做过研究,反映了当时浓厚的重医风气。

明代著名的儒医汪机,少时勤攻经史,后因母长期患病,其父多方医治无效,遂抛弃科举功名之心,随父学医。他努力钻研诸家医学经典,取各家之长,融会贯通,其《伤寒选录》《针灸问对》《痘治理辩》《本草会编》《医读》《内经补注》等影响深远;还有当时的名医杨继洲,由儒入医,进太医院任医官达 46 年,行医足迹遍及全国各地。

第二节　佛教文化与中医文化

佛教与基督教、伊斯兰教并称为世界三大宗教。佛教学说与道家学说、儒家学说并列为我国古代三大学说。佛教产生于公元前 6 世纪的古印度,创始人是迦毗罗卫国(今尼泊尔境内)的王子乔达摩·悉达多(公元前 565—公元前 485),"释迦牟尼"是佛家弟子对他的尊称。汉语的"佛陀""佛"等,为梵文音译,意思是"觉者""智者"。因释迦牟尼简称"释",故佛教又称"释教",佛教经典称"释典",佛教弟子称"释子"。

作为一种文化,佛教对中华医药也产生了极为深远的影响。佛教普度众生的慈悲精神是医家医学的活动宗旨。我国诸多医学著作书名中包含有

"慈""惠""普济""普救"等字样,如慈惠方、慈济方、慈幼纲目、普济方、普救回生草等,体现了医家受到佛教伦理的影响。医学道德论著《大医精诚》便把佛教伦理写入其中。历代医家皆以佛教普救众生为指南,钻研医学理论,不因年龄、贫富、种族而改变医治患者的初衷,为救人不惜路途遥远。

一、佛教教义对中医的影响

慈悲博爱可以说是佛法的根本。《大智度论·卷二十》:"大慈与一切众生乐,大悲拔一切众生苦。"慈的含义是给众生快乐,悲的解释是拔除一切众生的痛苦。佛的大慈大悲,不只是单纯的情感,而是至极的情感与至极的理智综合于一体。佛由慈爱的情感,产生追求真理的理智;再由体察真理的理智,去推动慈爱的情感。佛的博爱是用一颗平等心形成的博爱去爱一切众生。佛教强调"众生平等",反对杀戮,倡导和平,这些都是佛教积极的一面。在佛教历史上,几乎从没有像其他宗教那样,借助神权实施压迫,以及排斥异教的情况。佛教在总体上是劝人向善的。修桥补路行善事,救人一命胜造七级浮屠,这样的观念,千百年来早已深入人心。佛教信奉的药师佛、药王、药王菩萨,都以善施医药著称。在当代出版的《中华大藏经》中,专论医理和涉及医药学的经书约有 400 部之多,可见佛教中含有丰富的医学内容。大乘佛教为施利益,于众生行方便,强调"佛法于五明处求"。其中,"五明"一指声明(声韵学),二指工巧明(工艺、技术、历算),三指医方明(医药学),四指因明(逻辑学),五指内明(佛学)。医方明,就是世间一切医药学,以治疗众生身心诸患为方便。《佛说奈女耆婆经》说:"天下所有,无非是药。"唐代孙思邈《千金翼方·药录纂要》说"有天竺大医耆婆云:天下物类,皆是灵药。万物之中,无一物而非药者,斯乃大医也"。这种"万物皆药"的思想,与两汉时期佛经所论,似出一辙。贞观年间,印度送给中国的贡品中,有许多都是现在的"中药"。如《治禅病秘要经》提到的安息香、乳香、珍珠、阿魏;盛产于西域的诃黎勒、郁金香、红莲花、白莲花、龙脑香、豆蔻、丁香等很多药物,已成为中医常用的治病药物。佛教慈悲为怀、普救众生、平等博爱的道德理念,也影响了中医医德、医风的形成。

直觉体悟体现了中国佛教的直觉思维方式方法的演变,大体上经历了三个阶段:一是汉魏西晋时期,这时主要是受印度佛教禅学和般若学两个系统的影响,表现为以移植为主,修持各式各样的禅观和般若直观;二是东晋十六国南北朝时期,主要是流行禅观与般若直观相融合的直觉修持方式;三是隋唐以来,佛教诸宗阐扬各具特色的直觉方式方法,尤其禅宗更是拓展了禅悟的修持方式,极富创造性。在中国哲学史上,中国佛教对直觉思维展示之充分超过其他任何哲学派别,内容丰富而异彩纷呈。中国固有哲学也拥有丰富的直觉思维资源,如道家提倡"玄览"(《老子·第十章》),儒家提出"尽心知性知天"(《孟子·尽心上》),《易传·系辞上》也说"言不尽意"。中国固有哲学的直觉论与印度佛学的直觉论是相通的,中国佛教学者把两种直觉论融合起来,创造出新的直觉方式,不仅发展了印度佛教的直觉论,也丰富了中国固有哲学的直觉论。中医学重视"医者,意也",就是指医生在诊断治疗时的直觉体悟的重要性。明末清初著名医人喻昌在行医时也常常用这种体悟的方法认识疾病,或者思考治疗的方法。喻昌在《寓意草》中说:"医者,意也。一病当前,先以意为运量。""悟"作为中国传统文化的一种思维方式,同样适用于中医的学习与实践。直觉体悟有赖个人的灵感、悟性,别人可以教导、启发,而不能替代,必须以明确的思考问题为大前提,同时必然对此问题经过长期、认真,甚至艰苦的思考,才可能出现人之思维的突变或飞跃。这种思维过程和结果与中医学理论和实践的师承授受、经验积累非常相似。

"四大"学说:佛教认为,宇宙由地、水、火、风四大元素构成,分别具有地坚性、水湿性、火暖性、风动性。如山岳土地属于地大,海洋河川属于水大,阳光炎热属于火大,空间气流属于风大。人体也由地水火风"四大"构成,"地水火风,阴阳气候,以成人身八尺之体"(《外台秘要》卷二十一)。发、毛、爪、齿、皮、肉、筋、骨、髓、脑等属于"地大";唾、涕、脓、血、津、液、涎、沫、痰、泪等属于"水大";暖气属于"火大";呼吸动转归于"风大"。由此,一切疾病的根源都可以解释为"四大"失调:"初则地大增,令身沉重;二则水大;积,涕唾乖常;三则火大盛,头胸壮热;四则风大动,气息击冲"(《南海寄旧内法传》卷三)。例如,牙齿、肋骨等痛是地大不调,风湿等痛是水大不调,头痛发热是火大不调,气喘气结是风大不调。所谓"一气不调,百一病生,四神动作,四百四病同时俱发"(《备急千金要方·论诊候》)。四大不调,会产生种种疾病;加上生命无常,必然有生老病死等痛苦。任何人,都不可能长生不老。

二、佛教宗教活动对中医的影响

佛教的宗教活动与中医密切相关。第一，佛教寺院建立在丛林野外或郊外山庄，僧侣往往持医自护。出家人以"慈悲为怀"，对生病之人往往施以医药。因此，古代寺院常常设有收容救治患者的场所，虽然僧侣在主观上是为了积德修后世，但客观上的确起到了救治民病的作用。第二，佛家提倡坐禅，主张四大皆空。坐禅是一种宗教清修仪式，也是一种内功修炼方法。静坐的禅功，古往今来都享有盛誉，中国的气功作为一种养生方式也由此而来。第三，僧侣在传播佛教的过程中，也常兼而有之地普及和传播医学。因为佛教的目的是超度众生、脱离苦海，而疾病是人类最"苦"之处，救人先救"苦"，使人民能够摆脱疾病的牵绊，正所谓"救人一命胜造七级浮屠"。第四，佛教要求僧侣修禅，在此过程中必须沐浴、擦油、揩齿、整洁服饰、焚香，还有平时佛殿中也要清扫，禁止吐痰等不卫生行为，这些戒律和当前大力宣扬的个人和环境卫生有相通之处，对养生也很有益处。第五，僧侣与世俗隔绝，以佛为务，在个人心态和情绪上少了很多七情六欲的困扰，再加上平时吃素食，早起诵经、锻炼，这些行为按照当前的医疗认知而言也是非常有利于健康。

三、佛教思想影响下的中医实践

在对中医治疗学的影响方面，最早的中医骨科著作为僧人所著，最早的眼科专论为佛教寺院所传，最早以香药治疗疾病为僧人所创，最早治疗脚气的专著为僧人所写。可以说，中医临床各科都留下了佛医的身影和烙印。同时，僧人还是中外医药交流的重要使者，寺院是疾病收容与战伤救护的重要场所。可以说，佛医对中医的眼科、骨伤科、内科、妇科、儿科等都产生了极其深远的影响。

与此同时，《佛说医喻经》对医者水平做了明确划分："如世良医，知病识药。有其四种，若具足者，得名医王。何以为四？一者识其某病，应用某药；二者知病所起，随起用药；三者已生诸病，治令病出；四者断除病源，令后不出。"与中医"上工不治已病治未病"之说有异曲同工之妙。《大藏经》中记录了佛教医学治疗法则"八术总摄诸医方"："一疗被刺针法；二疗破伤法；三疗身疾；四鬼损；五中毒药；六疗孩童；七延年；八养生。"除了汗、吐、下等常见治法之外,佛家尚有香囊、灌肠、烟熏、灌鼻、药浴、服水、咒禁等独特疗法,极大地丰富了中医学的治疗方法(尤其是外治法)。《千金要方》就记载了"天竺国按摩法",并称"此是婆罗门法"。据云,老年人日行三遍,"一月后百病除,行及奔马,补益延年,能食眼明,轻健不复疲乏"。在《千金翼方》所载的"服水"法中,孙思邈称赞水的作用,云"可以涂荡滓秽,可以浸润焦枯"。服水法亦属佛门养生之术。《天竺经眼论》中的金针拨障术是我国有史可考的手术治疗白内障的最早记载,由印度僧人传予谢道人,《外台秘要》称"用莨菪决,一针之后豁然开云而见白日"。由于这种手术疗效显著,被医家广泛采用,融入了我国眼科学。《目经大成》中的金针拨障术八法:"审机、点睛、射复、探骊、扰海、卷帘、圆镜、完璧",已达到相当高的水平。《龙树菩萨方》的七十二眼方也直接影响了中医眼科学的发展,有的至今仍在应用。

在对中医养生学的影响方面,佛教精神卫生思想极为丰富,甚至可以说它自成一套体系,通过参禅打坐,内省静虑,努力摆脱世俗杂念的束缚、各色的诱惑等诸多烦恼,以达到清静自然、调养心神的境界,所以禅宗创立者达摩再三告诫人们要做到"净心",不要让心有"染",这与《内经·素问》"恬淡虚无,真气从之,精神内守,病安从来"的养生宗旨颇为接近。另外,佛家修性还强调"自度度人"乃至"普度众生",乐施行善,众善奉行,并且行善不望回报,不求名利。因为能做到真诚行善,由此便得到了心理上的快乐和满足。此即所谓"养性者,所以成性,性自为善,内外病皆不悉生,祸乱灾害亦无由作,此养生之大径"(《千金要方》)。佛学茹素、戒酒、饮茶的斋戒生活,虽然清苦,但却起到了十分有效的延年益寿作用,被中医学所采纳,备受推崇。

对中医药物学的影响方面,在历代的近10万首中医方剂中,方名直接跟佛教有关者共2 000余首,如天王补心丹、七宝丹、灵妙散、资生汤、司命丸、活命饮、大定心丸等。在历代中医方剂中,共涉及500余条佛教的名词术语,在5 000种中药里,有317种中药与佛教直接或间接有关;与此同时,佛家提倡熏香沐浴,佛香的用途广泛,有焚香、涂香、浴香,可以起到净化环境、醒神怡神、除风病湿痹寒热气的作用。原产于印度、西域、东南亚等地的龙脑、木香、白豆蔻、乳香、没药、郁金、诃黎勒、返魂香等数十种药物,伴随佛学传入我国,成为中药的重要组成部分。南北朝时陶弘景就将这类药物收入《本草经集注》中,以补《神农本草经》之未备。

第四章　中医药文化的认知之路

　　任何一种文化的产生或创造都必须经过认知思维的必由之路,中医药文化是一门中国古代的科学的社会文化,也必然经过从经验到理性的思考,从实践到合理认知的过程。中华民族在长期抗击疾病和寻求健康的过程中,在积累了丰富的实践经验的基础上,经过符合人类思维发展规律的认知思维过程,创造了优秀的中医药文化。

　　近一个多世纪以来,不了解中医药文化的人们总是不断发起对中医药文化科学性和合理性的质疑。他们否定中医药文化科学性的主要观点,认为以中医药学为核心的中医药文化没有经过严格的抽象逻辑推理,中医药学的理论就不能称为"理论",他们提出了"废医存药"等多种论调排斥中医药理论。其实,在广大中国民众的思想中,他们从心底里是接受中医药的,中医药对许多疾病是有特殊功效的,中医药文化倡导的健康理念和保持健康身体的实践措施是符合客观规律的,但是人们想知道古代中医的贤哲们是怎样创造中医药文化的。

第一节　中医药学理论的形成

　　爱因斯坦说过,一个自然科学的理论,如果没有认识论作依据是站不住脚的。中医药文化在人类健康事业中发挥出特有的贡献,在现代科学飞速发展的今天还能站稳脚,有必要从认知过程的角度揭示中医药理论的认识论本质,描述中医药理论经过了怎样的思维过程,这个过程又表现出怎样的规律,其规律是怎样符合人类认识发展规律的。

　　近几十年来,人们曾依据现代科学的思维模式寻找中医药理论的认识论依据,认为它不符合抽象思维的规律,没有经过严格的逻辑推理,近而得出中医药理论是不科学的、是纯经验的堆积等不实论断。然而,中医药学不但在中国古代科学文化环境中站住了脚,而且在科学高度发达的今天,仍然显示出极大的生命活力,说明中医药学有可靠的认识论依据。

引用现代思维科学的一般原理,探索中医药理论形成和发展的思维本质和规律,则构成了中医药文化传承研究的重要内容——中医药理论思维途径的追溯。

一、中医药理论的认知

中医药理论不是现代科学意义上的理论,但也经过了理性思维,并有效地指导着中医药临床。因此,中医药理论也应当属于理性认识的范畴,中医药理论是中国传统文化的理论形式之一。

(一)属于理性认识的范畴

中医药理论虽然没有经过抽象思维的道路,但却经过了另一条非抽象性思维的途径,实现了从理性具体把握医学对象的目的。中医药理论虽然达不到现代科学意义的"理论"水平,却是古代科学意义上的理论,应属于理性认识的范围。理论的基本特征是比感觉更为深刻地、间接地、概括地和系统地反映客观事物,并对实践具有能动的指导作用。中医药理论完全符合这些特征。

1. 中医药理论是在感性认识基础上经理性加工的产物 它比感觉更深刻地认识了医学对象。例如,《素问·阴阳应象大论》认为"清阳为天,浊阴为地;地气上为云,天气下为雨",这种对大地组成和天气形成本质的认识,是感觉所难以把握的;在阐述人体的生理功能时,《素问·生气通天论》认为"故阳气者,一日而主外,平旦人气生,日中而阳气隆,日西而阳气已虚,气门乃闭",这是中医药人对人们昼夜活动观察后,归纳出人体的阳气白天多趋向于表、夜晚多趋向于里的规律性认识;中医临床对外感病认知时,感知活动只能获得患者如发热、头痛、恶寒、汗出、咳嗽等症状,欲实现对邪气侵袭、正邪斗争的病机把握,只有经过理性思维才能完成。

2. 中医药理论是对医学对象的间接反映 脏象学说是中医学基础理论的核心,它是关于人体内脏腑功能及其相互关系的理性描述,但是中医药人不可能直接感知人体内的情景,只能凭感知脉搏跳动、神色形态、情志活动、饮食起居等现象,司外而揣内,借助相关或相似的事物形象,建立起体内功能活动的联系,从而间接地反映五脏、六腑的活动规律。如根据五脏功能特点,借助社会事物中的君臣关系,间接地描述出"心为君主之官,肝为将军之官"的五脏关系。

3. 中医理论概括地反映了医学对象的规律和联系 例如,《黄帝内经》中的病机十九条,就是对常见病因病机的概括反映,《黄帝内经》还概括描述了一年四季寸口脉象的规律,概括描述了男、女生长发育的规律等。

4. 中医药理论是指导中医临床实践的依据 在中医临床活动的各个环节,中医药理论都发挥着能动的指导作用。例如,在检查患者症状时,依靠诊断理论的脉学、诊法等理论,辨别症状的性质;又如,一种脉象出现在指下,脉搏只能给中医人一种感应,需根据脉学理论详细辨别这种感应属于什么脉。在辨证中,更需要临床理论的指导,如六经辨证法、卫气营血辨证法、三焦辨证法、脏腑辨证法等,都是中医临床辨证的理论依据。在治疗中,没有中药学和方剂学的理论,仅凭自我经验,是难以应付变化万千的疾病的。在中医临床实践的过程中,阴阳、五行学说,脏象学说,经络学说等,都是一刻也不能离开的中医理论。

(二)中医药理论发展的一般规律

所谓理论的发展,是指理论的萌发、形成和逐渐系统化的过程。中医理论的发展有一个由简单向复杂、由局部向整体、由分散到系统的过程。在这个过程的不同阶段,表现出了不同的特点。中医理论主要经过了直观、归纳、演绎、分类和系统化等发展阶段。

1. 直观阶段 是对医学对象认识的初级阶段,如先民们吃了某种野草,发现某种痛苦减轻了,经过无数次的反复,人们开始把这两种现象联系起来,形成某野草能治某病的简单知识;又如人们观察到心的跳动与全身脉搏的跳动一致,就朦胧地意识到心是推动血脉的等。这种对医学事物的直观认识,表现在中医药理论的萌发阶段。

2. 归纳阶段 是把若干个相同或相关的个性知识,在思维中形成具有一般意义的理性认识。中医理论归纳的特点是形象性归纳,把无数个别事物的运动过程,归纳为具有代表性的事物运动,作为这类事物的一般规律反映出来。如《黄帝内经》归纳了人适应四时活动规律时,通过"春三月,……夜卧早起,广步于庭,被发缓形;……冬三月,……早卧晚起,必待日光,使志若伏若匿,若有私意,若已有得,去寒就温,无泄皮肤……"的个性描述,归纳出适应自然四季生活的规律。

3. 演绎阶段 是在掌握了一般理论以后,从一般推演出个性理论的思维过程。中医药人主要依靠形象性类推——"取象比类"的方法,建立起中医理论的横向联系。如运用五行学说的生克关系,类推出各个脏腑的属性、功能或联系。

4. 分类阶段 是人们对客观事物的认识达到一定程度,形成一定量的理论后,按照事物的同异程度,在思想上加以分门别类的思维阶段。中医药理论的分类,在不同层次表现了多种形式。例如,中医药学体系的层次分为中医基本理论与临床理论两大类:基本理论中有阴阳学说、五行学说、脏象学说、经络学说等的划分;在临床理论的形成中,有张仲景对外感病与内伤杂病的分类、王叔和对脉象的分类、徐之才对方剂的分类等。

5. 系统化阶段 是理论的成形阶段,分类的目的一方面是使理论层次清楚;另一方面为理论的系统化准备了条件。在系统性理论形成的过程中,思维活动把各部分的理论综合为一个有机联系的整体,如张仲景对外感病与内伤杂病的分类后,进而综合为六经辨证法,使中医学对外感病的认识实现了系统化。

二、基本理论的形成

中医药基本理论是指对中医药实践具有普遍指导作用的系统性理论,依其作用特点,可分为方法性理论和基础理论。阴阳、五行学说属于方法性理论,脏象、经络、气血津液理论属于基础理论。

(一)阴阳、五行学说的形成

方法性理论是指中医药人吸收自然哲学的方法,在长期认识和解决医学问题的思维中,逐渐形成医学认知思维方法的理性模式。其理论具有哲学方法论的基本特征,又与中医学的内容融为一体,直接反映了医学对象的"是什么"和"怎么样"。在中医基本理论中,主要有阴阳学说和五行学说。阴阳、五行学说不是中医药人的创造,早在《周易》和《洪范》中,就分别阐述了"阴阳"和"五行"的含义,并运用阴阳、五行学说反映了一部分事物的本质和联系。中医药人在认识自然、人体和疾病的时候,把自然哲学中的阴阳、五行学说引进了医学事物的认识活动,并在认识和表述医学问题的过程中,不断地加以改造和完善,逐渐发展为成熟的理论体系。最初的"阳"和"阴",分别表示阳光照射的地方和照不到的地方,因为白天有日光而把白天称作阳,夜晚无日光故称为阴;由此引申,白天人多劳动,故把"动"称作阳,夜晚人多休息,就把"静"称为阴;随着认识的深入,用阴阳表示事物的范围不断扩展,渐渐地形成了以反映人体的部位、功能、疾病等内容的阴阳学说。这时人们还不知道为什么用"阴"和"阳"表示事物,也不知道用阴阳的对立关系去类推其他事物,因此,还处在直观的阶段。实践的深入使人们渐渐发现,用阴阳表示的两个事物或一个事物的两个方面,具有相互对立、相互依存的关系,还有相互转化的可能,从而使认识上升到把握一般规律阶段,即归纳阶段。在此基础上,中医药人开始用阴阳学说解释生理、病理、诊断和治疗的本质与规律。例如,《素问·阴阳应象大论》在说明机体组织相互为用的关系时说"阴在内,阳之守也;阳在外,阴之使也";在说明发病机制时,该篇又说"阴胜则阳病,阳胜则阴病。阳胜则热,阴胜则寒";在说明治疗机制时,《素问·至真要大论》有"谨察阴阳所在而调之,以平为期"。随着中医药理论体系的形成,阴阳学说也形成了成熟的理论体系。

中医药学对五行学说的吸收过程基本同于阴阳学说。不同的是,阴阳学说被引来认识具有对立关系事物的联系,五行学说则用来认识事物之间或一个事物内部诸因素之间相互滋生、相互制约的关系。

(二)脏象、经络学说的形成

一门学科的基础理论,应当是关于这门学科研究对象"是什么"和"怎么样"的直接描述。中医学的脏象、经络学说,是关于机体的本质、规律和联系的理论,是中医药人认识、解决医学问题和进行临床治疗的基础。因此,脏象、经络学说应当是中医学的基础理论,其形成过程大体经过了直感、分类和系统等几个主要思维发展阶段。

直感阶段的认识过程,一方面借助偶然的机会观察人体的内部,直接感知人体各部的组成,正如《灵枢·经水》中有"夫八尺之士,皮肉在此,外可度量切循而得之,其死可剖而视之……"的记载。另一方面通过对活体的观察,依据人体在活动状态下表现于外的征象,借助中医人大脑中储存的其他事物活动的表象,如生活中用火煮熟饭、湖面雾气蒸腾而上、垂柳肃降等,经想象、联想或形象性构思,在思维中形成体内组成和功能活动的"情景",即《内经》所谓"司外揣内"的认识思维方法。在直感阶段中形成的是关于人体结构和功能的零散性知识,这些知识虽不是关于脏腑系统的反映,但毕竟也经过了观察、辨别和思维才获得的,应属于理性认识的范畴。

要深刻、全面地把握人体的组成与功能,还必须把散在的知识进行归纳分类。分类的前提是比较,只有经过比较才能把纷乱的结构、功能、生理、病理等知识区别开来。其比较的内容是想象中的形象,如通过"泻而不藏"和"藏而不泻"功能形象的比较,将"脏"与"腑"区别开来;通过"主血脉、主神志""主气、主宣发"等动态功能的比较,将"心"和"肺"区别开来;通过先天生化和后天生化功能形象的比较,区别元气与营卫之气的来源等。归纳在区别的基础上进行,如脏象学说形成时的归纳,是依据脏腑各层次的功能特点,按一定的功能模式(如五行关系模式),进行分门别类的整体形象的加工,形成若干个脏腑功能的子系统。

系统阶段是脏象学说整体功能体系形成的思维过程。在脏腑各子系统功能的基础上,经形象性构思建立起具有脏腑结构的功能系统。脏象功能系统有五脏之间的功能系统,六腑之间的功能系统,精、气、神的功能系统,各系统之间的相互联系功能系统等。

经络学说是典型的形象思维产物。中国古代的中医药人不可能测试到经络实体,也不可能观察到气血运行的情景,因而是在长期的实践中,根据针灸、按摩、气功和药物治疗的反应,想象气血在体内运行的路线。

经络理论的形成是由简单到复杂的过程。在新石器时代,我们的祖先就开始磨制砭石作刺激穴位用,说明当时的人们已掌握了一部分治病的穴位。当人们把穴位的刺激与某些病痛的好转联系起来思索时,就萌发了刺激某个穴位能治某种病的认识,并想象气血运行是怎样把刺激传到脏腑的。随着实践的深入,渐渐地发现有若干个穴位的刺激都能治同一种病,把能治同类疾病的穴位的体表位置标记下来,并用一条线连起来的时候,便产生了认知思维的升华,萌发了气血是循着一定的路线运行的理性认识,产生了最早的经络雏形。最初的经络可能只有几条,而且线路较短。由于实践的发展,无数代人言传身教,不断继承和发展,才形成了后来的经络学说。

三、临床理论的形成

中医临床理论是关于疾病是什么、怎么样、如何诊断、如何治疗以及用什么治病的理论。

（一）中医药人认知疾病的基本观念

疾病是什么，它是怎样发生的，表现为怎样的过程，怎样把握和治疗它等，是中医疾病观的基本内容。

中医学没有关于疾病的形式化定义，因此也没有关于疾病是什么的概念。来诊者自感（包括监护人的感觉）机体有某些不适，机体活动有异常表现，即认为有了病；中医人根据患者提供的症状感觉和对患者机体检查获得的症状，经一系列的病机追溯、病因分析和病机概括，如果病者机体确实表现出某些异常，中医则认为该人处在患病状态，并通过对病机概括的表述，表明所患之病症。

中医学认为，人在正常情况下本不会发病，在机体抗病力不足的情况下或因为天气变化侵袭肌体，或因机体内各项功能活动不协调，或因饮食起居不规律等，机体的阴阳失调、气血运行失常等而发病。

在疾病观这个问题上，中医学与西医有着完全不同的认识出发点，西医认为疾病是机体的细胞、组织或器官在致病因素的作用下发生的局部或全身的结构、功能或代谢的改变，其诊断途径是依靠现代科学仪器获得的机体结构或功能活动变化的指数或影像，判断疾病的性质和程度。西医对疾病的认识是建立在构造性人体观的基础之上。中医学在古代科学条件下不可能在微观层次把握机体的变化，中医药人认识疾病的出发点只能依据机体在活动状态下表现于外的宏观异常信息，如神、色、形、态的改变以及病者自觉不适的感觉等，经思维把握体内的病机。病机是中医疾病观的核心，是疾病诊断的落脚点。

中医疾病观的病机，不是机体内实际存在的实体病理改变，而是中医药人借助其他事物活动形象构思的机体异常活动状态。例如，阳明腑实证是邪热与宿食相结在中下焦；心肾不交证是心火上炎，肾水不足；太阳表实证是寒邪客身致肺失宣降；等等。所有关于病机的描述，都不是对机体实体结构和功能改变的实质性判断，而应在想象和形象构思中，在中医人的思想中形成的机体异常活动状态的描述。

病因病机理论是中医学关于致病因素和病理发展机制的认识。中医学认为，人生于天地之中，人群之内，在一般情况下，人体可以适应环境的变化。当环境或自我生活规律发生异常变化时，人体的正常生理活动就会发生紊乱，则可能发生疾病。在探索病因规律的思维中，中医把人置于大自然的变化之中,把自然界风、寒、暑、湿、燥的骤变给人带来的刺激,作为重要的外来致病因素,这是人们经无数次的观察,在因果分析的基础上,归纳出的规律性认识;把人置于社会关系的情感活动中,从喜、怒、忧、思、悲、恐、惊等七情活动的变化中,分析致病的内部因素;从人的自身生活规律的变化找原因,认为饮食无节,起居无常或意外损伤,是引起疾病的又一原因。因而,中医药人在寻找致病因素的思维中,注重从人体所处的自然、社会和自我生活的环境中,寻找自然、情感和自身机体活动的变化,分析疾病的原因,形成了中医特有的病因"三因"学说。

中医学的病机理论是中医临床理论的重要内容。它是关于疾病发生、发展及其转归的理性描述。在把握病机的思维中,中医首先把人体作为阴阳平衡的有机体,认为阴阳平衡是人体保持正气和抵抗外邪的根本。故《素问·刺法论》中说:"正气存内,邪不可干。"人之所以发病,是"邪之所凑,其气必虚"(《素问·评热病论》)。中医对病机变化的把握,不像西医依病灶变化的程度判定疾病的发展,而是依据想象中形成的病机,借助其他事物的形象,通过类比实现的,如表证是邪袭肌表,卫气与之抗争;里热证是邪气入里,或内邪化热而伤阴,或热邪有外达之趋,或无外达之势。中医正是通过对病机的把握,实现对病证本质的把握。中医病机理论表现了如下思维学的特点:病机是一个动态的病理发展状态,实现病机的把握主要依靠想象、联想和形象性构思,对病机的高度概括表述为"证"。

(二)中药理论的形成

中药学的内容主要包括中药的药性、药味、归经和功用、主治等。中药理论已不同于中药知识,它具有一定的系统性,是对中药的理性和系统性把握。《神农本草经》的问世,标志着中药理论的形成。

中药作为中医药学重要的认识对象,不同于患者。人具有自然和社会两种属性,而中药只有自然属性,但中医药人对中药的认识,不是像近代科学那样建立在构造性自然观的基础上,而是通过对中药的宏观信息的体察,如药材的颜色、质地、形态、滋味以及作用于人体后引起的反应,总结、归纳出每一味药的药性、药味、归经、功用和主治病症。

中药理论的形成大体经过了个性分析、归纳综合和系统分类几个阶段。对中药的个性认识是对单味药的把握过程,需要从不同角度分析它的属性;从药材的来源考察药材的产地、栽培、入药加工程序等;从药材的本身考察每一味药的颜色、形态、质地等;直接尝试药材的滋味,并分析每一味药的滋味与疗效范围的关系,即药物的归经;通过用药后产生治疗作用的观察,分析每一味药寒热温凉的属性、功用和主治。中医人正是通过对单味药的多角度分析才从理性层次把握了每一味药的各种性能。

归纳、综合阶段是在分析了各味药的性能以后,通过归纳和综合,反映出中药治疗疾病的一般规律和每味药的综合情况。对单味药的综合,是根据对单味药分析阶段获得的零散知识,从药物的来源、形态、质地、颜色等,到性、味、归经、功用、主治、用量及禁忌的综合概括。历代本草著作,都是通过这样的综合概括,对中药进行理性描述的。对一类药药性作用的归纳是从无数种药的相同作用中,归纳出治疗的一般规律。如通过治疗发热病的药性归纳,反映出寒性药的治疗规律;通过治疗寒性病变的药性归纳,反映出热性药的治疗规律;通过酸味药多入肝经、苦味药多入心经等归纳,反映出药物归经的规律。

系统分类阶段是中药理论的形成期。我们的祖先在数千年的医疗实践中,发现了数千种中药材,仅常用的就有近千种,为了系统地把握中药的性能、功用和主治,必须将中药加以分类,这是中药知识走向理论化的重要标志。常见的中药分类的方法有:依药材的来源,可分为草部、木部、石部等,李时珍的《本草纲目》就是依此分类;依药材的功能主治,可分为解表类、清热类、祛风湿类等十几类;依药材的性质分类,可分为寒凉和温热两大类;其他还有依药味、归经等多种分类法。从思维发展的角度说,分类依据的形成是理性思维的体现,因为按什么标准分类,是关系到形成一个什么特色的中药理论体系的问题。一般来说,分类者采取什么标准分类,与其从事中药研究的实践密切相关,如《本草纲目》之所以从药材的来源分类,与李时珍多年从事采药和药材辨认研究分不开;而《药性赋》依寒凉、温热分类与作者的医疗实践分不开。

第二节　中医药学术思想的认知之路

中医药各家学术思想在中医药理论中占有特别重要的地位,它的萌发、形成和发展过程,从一个方面充分反映了中医药理论的认知思维之路。中医药文化传承研究的任务之一是从认知思维发展的过程,寻找中医药学术思想萌发和发展的思维规律,分析其表现形式,探讨其在中医药思维发展中的作用,为现代中医药思维的发展寻求历史的启示。

一、中医各家学术思想萌发的思维契机

近代科学中学术思想的萌发,多是在关于物质世界系统知识的基础上,经抽象的逻辑推理,产生新的假说,再经受控实验建立起新的理论。而中医药学术思想的萌发,多是在实践中对经验的升华,或是在观察和思考中诱发灵机,或是受经典理论的启发等思维契机引发的学术思想。

(一)在实践经验基础上升华

历代中医在临床实践中积累了丰富的经验,也积累了失败的教训,对经验的总结、概括和升华,以及对教训的反思,是形成中医学术思想的主要思维契机。历代中医药人非常善于总结诊治经验,给我们留下了浩如烟海的各类临床著作,其中不少医药学家又在总结经验的基础上萌发了新的学术思想。如汉代的张仲景开创了辨证论治的先河,金元时期的张子和创攻邪论,马蒔发展了关于针灸的理论等。从临床经验中萌发学术思想是中医药学术思想萌发的一个主要途径,表现出如下的思维特点:一方面,其学术思想形成相当缓慢,因为经验积累不到一定的量,是不可能升华学术创见的,学术创见的质变是在经验积累的量变基础上发生的,如张仲景倾其毕生心血,终于概括出六经辨证法;另一方面,从经验升华的学术思想对后世影响深远,如张仲景的六经辨证法成为后世医家临床辨证的重要模式。失败的教训可以从反面激发思维的活力,在中医发展史上,曾出现过几次大的思维僵化,严重影响了中医药疗效的提高,人们从失败中反思,在实践中寻找克服困难、解决问题的办法,从而激发了新的学术思想的萌发,促进了新思想的形成,如明末清初,温病四起,不少人拘泥于伤寒治疗方法,屡遭失败,以吴又可为代表的一代宗师从失败中反思,突破传统思想的束缚,深入实践,重新认识温热之病,寻找诊断、治疗的规律,渐渐形成了温病学说。

(二)在观察和思考中诱发灵感

这是中医药学术思想萌发的又一类思维契机。中医药发展史上不少名家非常善于观察大自然,并勤于思考。他们在对事物的观察和对问题的求

解中,诱发了许多思想火花,如张子和攻邪论思想的萌发,受到传说中鲧治洪水用土堵、大禹治水以输导为法的启示,认为邪已留身,必去外邪,"邪去而元气自复";朱丹溪则从天象的观察中诱发灵机,他认为天大地小,而天为阳,地为阴,故阳有余而阴不足,并以此运用到对临床发病机制的认识过程,认为人体也是"阳常有余,阴常不足",近而结合临床,阐发了著名的滋阴派学术思想。

(三)在观察自然现象中诱发联想

中医药人非常重视人与自然的关系,自然事物中的许多现象都被中医药人引来说明医学事物的道理,甚至成为萌发学术思想的契机,如关于"肾为先天之本"学术思想的萌发,是古代中医药人在简单的解剖知识基础上,观察到肾脏很像豆子形,豆为种,内有胚芽,由此联想到人之所以能传宗接代,其根在肾。正如明人孙一奎说:"二肾如豆子果实,出土时两瓣分开,而中间所生之根蒂,内含一点真气,以为生生不息之机。"

(四)受经典理论的启发

古代中医药人多精研古典,一旦受到某一理论、观点的启发,便可能结合自己的实践,阐发新的思想,是中医萌发学术思想的又一重要途径。如刘完素火热论的形成,他把《素问·至真要大论》关于病机阐述中属于热和火的病机扩大为五十余种,从而把火热病机拓展到极广泛的程度,由量变发展为质变,提出"六气皆能化火"的病机学说,开创了热性病论治的先河;张元素为易水学派之首,他从《灵枢》中的《邪气脏腑病形》等篇中关于脏腑寒热虚实辨证的阐发得到启发,首先提出了脏腑辨证论治的方法。

二、中医学术思想的阐发形式

依学术思想反映中医药理论的思维特点,可把中医药学术思想分为注释式认知、阐发式认知和独创式认知三种。

(一)注释式认知

注释式认知是注解者对经典理论阐发的过程中,参以个人或他人的有关理解与经验总结,逐渐形成独特思想体系的思维形式。注释式认知主要通过注解经典理论阐发自己的学术见解。注解本身是一种理性思维活动,它符合思维的基本特征,即在总结自我经验的基础上,吸收了原著的理论和他人的见解,作为已有知识参与思维活动,经过一定的加工过程,形成新的见解,成为新的注释内容。注释的形式有单人注释、集注和编纂三种。

1. 单人注释　只阐发一个思维主体对某一经典著作的理解,如王冰对《素问》的注释,其中虽引用少量他人的见解,但主要阐发了他自己的认识。这种注释的特点可以尽量发表个人对经典著作的看法,以及对医学问题的理解,并把个人的体会糅合于经文的注释中。王冰正是通过这种途径把关于"五运六气"的七章,补于《素问》中,从而充实了《黄帝内经》的学术思想,促进了中医药理论的发展。

2. 集注　是汇集关于某一经典著作的各家注解于一体的注释形式,如张志聪的《素问集注》《灵枢集注》。集注的思维特点是集思广益,问题集中,思想丰富;汇集者可充分分析各家学术观点和见解,去粗取精。升华个人的学术见解,使阅读者在短时间内获得关于同一问题的丰富思想。

3. 编纂　是中医古籍整理中的一项重要工作,它之所以构成学术思想的一种表现形式,问题在于如何编纂,即编纂内容如何调整。如伤寒学派中关于"错简重订"与"维护旧论"之争,以方有执为代表的错简派,主张把当时流传的王叔和、成无己之本加以重订,以还仲景的本来面目;以张遂辰为代表的"维护旧论"派认为叔和、无己本没有曲解仲景之说,不能任意改动;另一派认为,不论什么原著与纂集,编纂要有利于辨证论治的运用。这三种见解分别发展为不同的学术思想。

注释式学术思想表现了两个思维特点:其一,它是在一定思想成分基础上的再加工,因为注解经典理论的思维活动,不是对客观现象或实践经验的思维升华,而是在已有理性思想基础上的思维再加工活动。注释思维,表现出一种较高层次的思维活动。其二,它明显地反映出思维发展的过程,从被注解的内容到注释后的内容,深刻地记录了人们认识的深化发展,反映了关于认识对象的思维发展过程。

(二)阐发式认知

阐发式认知是对某一个或几个理论问题,从不同角度进行理性发挥的一种思维形式。中医药学术发展史上在这方面卓有成效者,有秦越人的《难经》对《黄帝内经》脉学的发挥,张仲景的六经辨证法对《素问》关于热论的发挥,皇甫谧的《针灸甲乙经》对《黄帝内经》关于经络、腧穴、针刺的发挥等。其他散在于各种学说、中医家传记、中医杂文的临床经验中。对前人某一学术理论、观点所阐释的学术见解,都属于这种表现形式。由于这种学术思想是围绕着某一学术问题,从不同角度展开的讨论,使其思维过程突出地表现为发散性。所谓思维的发散性,是相对于思维的线性发展而言的,西方近代科学的学术思想,一般是沿着一个方向不断深入,而发散性思维是在同一层面的散发性思想扩展。例如,关于"三焦"的阐发,或以功能而立无形论者,或以躯体内腔而立有形腔子说,或以胃为讨论对象而立胃部说,还有立油膜说等,这些围绕一个问题散发的学术思想,都不是以机体的结构与功能,沿着物质本身属性的逻辑关系展开的思维。

在中国古代科学环境中,中医药文化的这种发散性思维方法所形成的学术思想,在中医药理论的发展中起着重要的作用。首先,它为中医药文化从不同侧面集中讨论学术问题提供了适宜的环境,使中医理论的思想成分不断丰富,促进了中医药理论的发展;其次,它有利于中医药群体发展思维的深度、广度和灵活性等思维品质。

阐发式学术思想也表现出一定的思维局限性,如思维内容不具有逻辑演绎性,不能促进中医药群体对物质世界认识的线性发展,容易出现空洞的思辨等。

(三)独创式认知

独创式认知是指在一定的实践经验基础上,在中医药理论指导下,创立独特内容的学术思想的思维形式。尽管中医药学术思想主要表现为经学式、发散式思维,但是医学难题的不断出现,从客观上要求古时中医药人在思维中不断突破旧势力的束缚,在保持中医药学体系的基础上,创立独具特色的学术思想,从而使中医学的理论在不断解决新的医学难题中发展。

在中医药学术思想发展史上,表现为独创式的学术思想举不胜举,如张仲景首创辨证论治的方法,金元时期的四大家分别创火热论、攻邪论、脾胃论和阳有余阴不足论,明末清初的温热论等。

独创式学术思想的形成过程,主要表现为创造性思维。首先,创造性思维是在对原有思想的反思基础上萌发的;其次,创造性思维必须具有丰富的临床经验作为新理论创立的基础;再次,创立者多具有思维个体的特殊思维品质,如思维的深刻性、广泛性和灵活性等;最后,创立者对中医理论体系应有深刻的理解,并善于吸收同时代其他学科中的新思想或思维技巧等。

三、中医学术争鸣的活力

学术争鸣在中医药思维中起到了激发思维活力的作用,从而促进了中医药群体思维品质的优化发展。其具体作用表现为激发求异思维和诱发多路思维两种形式。

求异思维与因循守旧相对立,是一种不被旧有思想所限制,努力寻求新解的独立思考品质,是思维灵活性和独创性品质在中医药学术思想萌发中的具体表现。其作用如下:其一,是心理效应,一种学术思想出现了,使其他关注于相同问题的思考者不甘随声附和,利用自己的经验或理论的优势,从其他角度寻求异解,从而激发了人们探索新问题的心理欲望,促成探索的意志活动。如朱丹溪提出"阳有余阴不足论",使张介宾产生了求异解的心理效应,激发他从另一个角度提出了"阳非有余,阴本不足"之理论。其二,是提出新的问题,吸引着相同见解者集合于新的学术旗帜下,形成学派,共同探索新的思想、新的理论,如"养阴派""火热派"等学术派别的形成。其三,是一种新的思想提出,迫使人们在研究理论和临床实践中对新思想做出反应,反思自己的认识,从新的角度认识问题。

多路思维是对一个事物的多角度探索,是思维广度的具体表现。任何一个事物,它总是有多种属性或多维联系的。当有人从一个角度提出问题时,常可激发人们从多方面诱发多路思维,其主要途径有:第一,发挥已有的知识和经验优势,从各自熟悉或擅长的角度研究学术问题。如朱丹溪从相火妄动必耗阴的角度提出问题;张介宾则利用他对阳气研究的深刻理解,认为"人身只此一息真阳""如一丸红日之大宝",提出了"阳非有余"论。第二,针对对方立论的不严谨处,提出质疑,展开学术讨论。第三,从学术问题的不同角度展开讨论。如伤寒学派对《伤寒论》从不同角度研究,形成了一个中医药学术发展史上影响最大、学术观点最丰富、持续时间最长的学术派别。如韩祗和注重从脉证分辨,主张杂证为先,脉为后,伤寒脉为先,证为后,只师仲景心法,不拘泥所论方药;朱肱研究伤寒注重经络的作用,认为伤寒三阴三阳病为六经病,主张从经络辨识病位;许叔微则着重于八纲辨证的发挥,认为阴阳不辨,无法把握六经的病变。

学术争鸣对中医药群体思想的活跃和发展思维的广度、深度、灵活性和独立性等思维的品质,具有促进作用。首先,促进人们从多角度探索中医药学术问题,有利于中医药思维广度的训练;其次,使中医药人增加交流信息的机会,有利于相互吸收他人的学术之长,从而发展思维的广度;再次,争鸣本身又可以激发人们思维的灵活性,培养独立思考的活力。

第五章 中医药文化的创造性发展

第一节 中医药文化的宣传推广

中医药学是中华文明的瑰宝,也是打开中华文明宝库的钥匙,是中华优秀传统文化的载体,为人类健康做出了重要贡献,成为促进东西方贸易和文化交流的重要纽带,也为促进人类健康、改善全球卫生治理做出了重大贡献。要将中医药宝库保护好、传承好、发展好,坚持古为今用,努力实现中医药健康养生文化的创造性转化、创新性发展,使之与现代健康理念相融相通,服务于人民健康。中医药文化的推广普及工作,是从源头上推动中医药知识及中医药文化理念深入基层、融合现代生活的重要举措。

中医药发展"十三五"规划中强调要高度重视中医药文化建设,立足中医药文化资源优势,加大中医药文化知识普及与推广力度,不仅要把中医药文化知识作为预防疾病、养生保健的科普知识,更要把传播中医药文化知识作为弘扬中华优秀传统文化、培育和践行社会主义核心价值观的重要内容,明确使命责任,高度重视,认真组织,全力推进。

2019年全国中医药大会对中医药的战略定位更达到了前所未有的高度,将促进中医药传承创新发展视为新时代中国特色社会主义事业的重要内容和中华民族伟大复兴进程中的大事。让老百姓走近中医,了解中医;让世界了解中国优秀文化,中医药文化的普及与推广任重而道远。"传承中医国粹、传播优秀文化、共享健康和谐"是新时代每一个中医药工作者义不容辞的责任和担当。近年来,在党和政府的指导下,在全社会的共同努力下,中医药文化的普及与推广工作可谓百花齐放,在传播内容、形式、渠道、对象、规律等方面取得了创造性的发展成就。

一、中医药文化纳入中小学基础教育

《中医药发展战略规划纲要（2016—2030 年）》要求，在 2030 年前将中医药基础知识纳入中小学课程。《中共中央国务院关于促进中医药传承创新发展的意见》要求把中医药文化贯穿国民教育始终，中小学进一步丰富中医药文化教育，使中医药成为群众促进健康的文化自觉。

为了更好地推进中医药文化的宣传工作，应把中医药文化宣传教育摆在一个更加重要的位置，并针对小学、初中、高中各个教育阶段的不同特点，将中医药文化知识由浅至深进行有序融入，努力使中医药文化知识作为中华优秀传统文化的重要内容，有目的、有计划地融入中小学教育的各个阶段，使广大中小学生能够从小了解中医药文化，并持续不断地接受中医药文化知识教育和熏陶，让中医药文化在广大青少年学生成长中起到积极作用，并力争吸引更多青少年学生从小立下学习中医的志向，为中医药发展创造人才储备。

（一）中医药文化进中小学

从目前全国中医药文化进中小学的情况来看，开展较好的地区包括浙江、北京、上海、广东、天津、江西、河北、甘肃、山西等省市。

2016 年，浙江在省中医药管理局、省教育厅和省财政厅等共同组织下，开展了"中医药文化知识纳入中小学地方课程"的项目工程。2017 年 9 月开始，适用于中小学五年级学生的"中医药与健康"进入全省小学五年级课程，涵盖全省 6 700 多所小学，近 60 万名学生学习中医药知识。浙江成为全国第一个把中医药知识列入中小学地方必修课的省份。

2019 年 10 月全国中医药大会以来，中医药文化进校园的活动发展更为迅速，已经深入普及到各地基层。校园中医药文化角的建设发挥了重要的平台作用，在传播的基础设施、传播内容、传播手段、功能设计等方面能够符合中小学生的认知特点。

北京市开展中医药文化进小学活动已有 10 余年。有 100 所中小学参与中医药文化进校园活动，占全部中小学的 5%。2018 年以来，北京市海淀区在推进"中医药文化进校园"项目过程中，着重开展"五个一"工程：设一门中医药文化课程，种植一个百草园，打造一个中医药文化图书角，组织一次中医药文化体验之旅,培养一支传播中医药文化的师资队伍。人大附中实验小学等7所学校陆续开辟了大小规模不同的百草园,"学生们可以在校园里种植中草药,在课堂上学到有趣的中医药知识。夏天,学生还可以自己动手做一个酸甜的山楂丸或配制一款驱蚊避暑的小香水"。

2020年,国家中医药管理局办公室在山西省五寨县16所中小学校开展了以"普及中医药知识,传承中华优秀传统文化"为主题的"校园中医药文化角建设"专项工作,实现五寨县中小学校中医药文化进校园全覆盖,旨在帮助中小学生养成良好的健康意识和生活习惯,激发中小学生对包括中医药文化在内的中华传统文化的自信心,进一步拓展中医药文化进校园的模式、路径。在该专项工作实施过程中,五寨县的16所(包括县级9所、乡镇级7所)中小学校完成了中医药文化角的建设。建设过程中,充分考虑到不同年龄学生需求,打造了"示范性中医药文化活动室3个、标准型中医药文化活动室7个、简便型中医药文化图书角6个,同时为各中小学赠送了丰富的中医药互动体验设备和宣传资料,如VR野外中草药采摘展示系统、新型中药固化标本、中药香囊制作包、中医药系列科普图书、中医药主题特色海报、中医药宣传纪念品等"。校园文化角的普及,对于全面推动中医药文化进校园工程,带动更多孩子继承和弘扬中华优秀传统文化具有重要意义。

甘肃省在岐黄故里庆阳市、羲皇故里天水市和千年药乡的陇西县中小学以及民乐县中小学都开展了中医药文化教育工作。例如,陇西县委、县政府高度重视国学教育,2017年引入中华德慧智国学教育,此后又引入中华德慧智生命与健康系列教材《中医药文化与健康》,让学生在国学教育的基础上学习中医药文化知识。河北省集中在石家庄、保定、邯郸等地开展相关工作。石家庄市发布《石家庄市中医药文化进校园活动试点实施方案》,在15所学校开始试点。河北省安国市在94所中小学开展中医药文化实践活动的同时,还编写了《药都安国》《中医药文化知识系列读本》等文化读物和教材。上海市编写了《中小学生中医科普读物》,创建中医药科普体验项目。广东省以地方教材建设为核心,针对项目式学习手册、中医药文化主题研学旅行、师生健康沙龙、中医药校园工作坊、中医经络体操和专家讲坛6个项目,在30所中小学进行试点。天津市编写了《中医药文化精选读本》(小学版、中学版),开展了中医药知识校园宣讲、中医养生保健讲座、中医药诗词音乐朗诵会、中医药文化主题夏令营等多项中医药文化推广活动。江西省探索实践了"请进来""送出去"的进校园双向模式,编写了《小学生学中医药》《初中生学中医药》教材。

(二)中医药文化教材读物

博大精深的中医药文化不单单是医学知识,还蕴涵深厚的传统文化和哲学思想。例如,在"药食同源"方面,能够体验老祖宗的生活智慧;在"整体观念"方面,可以培养辨证客观的思维;在"治未病"方面,可以引导其养成健康的生活习惯。这些中华优秀传统文化和思想完全可以生动体现在中小学教材中。

从目前出版的教材和读物来看,主要是将中医药文化和知识与中小学生的年龄知识结构和生活习惯相结合,具有科学性和通俗性。随着中医药文化进校园活动的深入开展,此类教材和读物越来越丰富(表5-1)。

表5-1　中医药文化相关教材或读物一览

学段	书名	出版年份	作者	出版社
小学	《青少年中医药文化知识普及读本(小学版)》	2009年	北京市中医管理局、北京市教育委员会	北京出版社
	《中医药文化与我们的健康》	2018年	北京教育科学研究院、北京青少年科技创新学院	上海科学普及出版社
	《中医中药少儿读本》《中医名医少儿读本》	2011年	毛春燕	军事医学科学出版社
	《中医药与健康》	2017年	浙江省中医药管理局	浙江科学技术出版社
	《小学生学中医药》	2017年	刘红宁、陈明人	江西科学技术出版社
	"小学生中医药传统文化教育系列"丛书	2020年	陈凯先	上海科学技术出版社 上海教育出版社
中学	《初中生学中医药》	2017年	刘红宁、陈明人	江西科学技术出版社
	"读故事知中医·中学生读本"丛书	2017年	何清湖	中国中医药出版社
	《中学生中医手法保健》	2017年	马淑然、常学礼	中国医药科技出版社
	《人间食话》	2019年	王长敢、张琳	中国中医药出版社

续表 5-1

学段	书名	出版年份	作者	出版社
中小学	"中小学生中医药科普读物"丛书	2014 年	胡鸿毅	复旦大学出版社
	"中医药文化"系列教材	2017 年	朱建平	上海科学技术出版社
	《中医药文化进校园普及读本》	2018 年	翟双庆、李骥	人民卫生出版社
	《青少年中医治未病》	2018 年	谢胜	广西民族出版社
	《中医药文化精选读本（中学版）》	2019 年	牛国强	中国医药科技出版社
	《全国中小学中医药文化知识读本》	2020 年	王琦、孙光荣	中国中医药出版社

　　中医药文化进校园最需要的就是适宜的内容载体。2020 年 6 月，在中共中央宣传部的支持下，由中国中医药出版社组织编写、国医大师王琦和孙光荣担任主编的《全国中小学中医药文化知识读本》发行。该读本是"中华优秀传统文化传承发展工程"8 个入选项目中，唯一的一个与中医药文化传播普及有关的出版项目。读本分小学版和中学版两个版本，分别设上册和下册，共 4 册，每册 18 学时。在内容表现形式上，充分考虑到中小学生的年龄特点和阅读习惯，小学生读本注重故事的趣味性，知识点偏于直观、感性。中学生读本更注重知识的系统性，为能力培养奠定基础。书中配有大量插图，以求图文并茂，生动活泼，增加趣味性、可读性。

　　关于这套教材的初衷，张伯礼院士在为教材所作的序中就开宗明义道出："中医药文化进校园的目的不是培养小中医，而是了解中医基本观念，掌握一些养生保健知识。把人与自然和谐、尊重自然、敬畏自然、适应自然的理念传递给学生。"相信这套教材可以让更多青少年了解、走进中医药，进一步感受中华优秀传统文化，增强青少年的文化自信和文化自觉。

（三）中医药高等院校播撒中医药种子

　　在中小学阶段开展中医药文化知识教育，并不是为了给学生灌输医学知识、培养"小郎中"，而是从小培养其健康生活的理念，并通过学生们把中医药的科学价值与精神传递给每一户家庭，建议家长和学生一起学习，共同进步,提高家庭乃至整个社会的健康素养。同时,对于增强青少年的民族自信心和自豪感也有很深远的意义。

在向中小学生播撒中医药种子工作上,中医药高等院校具有天然的优势,以上海中医药大学和北京中医药大学为例。

上海中医药大学在点亮中小学生中医药兴趣方面:一是编撰国内第一套中小学中医药科普系列读本——"中医药进校园系列科普读物"(丛书、微课程、儿童读物),共有8册,对初中生则用浅显的文言文介绍行之有效的保健、养生知识等,高中阶段则加强中医药与中华传统文明的结合,重点讲述中医药的科学性和中华传统文化价值。无论丛书还是微课程,都立足青少年认知规律,有着很强的科普性,通俗易懂。内容涵盖中医经络、中医诊断、中医推拿、药用植物、《黄帝内经》、四季保健、中医药历史典故、中医名家故事等丰富内容,既有现代医学的科学认识,也有传统中医药的观点和解决方法,同时从实用角度出发,增加青少年脊柱健康,儿童牙齿、视力等保健内容,青少年较常见的各类健康问题都能在书中了解一二。读本获2018年上海市科普贡献奖一等奖。二是搭建国内首个面向中小学生的中医药慕课科普平台。通过"互联网+"扩大中医药科普的覆盖范围和影响力,建立中医药慕课科普平台,如今已有10多万名青少年注册学习。三是开办"小小推拿师""中医功法"等不同主题的夏令营活动,让孩子们通过"做中学"感受中医药的魅力。四是建立面向中学生的中医药实践工作站,在寒暑假,选拔优秀中学生进入工作站,体验中医药创新实验课程,增强学生对传统中医药的兴趣和现代技术的理解。

在完善中医药进入中小学教育工作机制方面:一是建设中小学示范基地,已建立10家中小学示范基地。二是搭建中医药科普体验项目,为了让学生们亲身感知中药植物培育、生长、采集、收藏的全过程,已与20多所中小学建立合作项目,先后创建8所中药百草园特色示范性基地、6个中医药标本陈列室、2个中医药科技实验室,组织了5个由大学教授组成的科普专家团队和50多名教师与研究生组成的科普宣讲团,向中小学生讲授中医药知识和文化。三是在全国率先创建涵盖小学、初中、高中基础教育各阶段的中医药特色学校平台体系。目前,上海中医药大学已与闵行区共建上海中医药大学附属浦江高级中学、闵行区蔷薇小学、上海市晶城初中,共同推进中医药文化进校园、中医药课程进课堂,形成高校对基础教育的专业支持,全面实现医教研共促共赢的良好局面。

在启迪智慧、传承中华传统文化方面,上海中医药大学也与相关单位共同协作,结合当下人们对健康和传统文化的兴趣需求,培养孩子从小建立起正确的生活习惯和方式,以及对中国传统文化的兴趣。在学习中,教会学生给父母按摩洗脚,给父母制作养生膳食,为亲人推拿等,通过知中医历史、弘传统文化、树养生观念、学保健技能,让学子重拾中华传统文化中的人文关怀。

北京中医药大学承担了"中医药优秀传统文化普及宣传专题——中小学普及中医药知识读本专项"科研项目,参与国家中医药发展综合改革试验区东城区建设的顶层设计工作,完成了"四个一"专题项目:"一经一书一园一操",即《中医启蒙三字经》《青少年中医药文化知识普及读本》和中小学校药用植物百草园、中华传统健身操。2011 年 11 月,北京中医药大学与北京宏志中学合作创办"中医药杏林高中实验班",是全国首个中医药高中实验班。2018 年 9 月,北京中医药大学参与"北京市高校、教科研部门支持中小学发展项目",依托北京中医药大学良乡校区天然的地理资源优势,在房山区中小学打造中医药文化进校园特色活动。

二、科学性、实用性、共赏性兼具的宣传教育模式

文化是一个国家和民族精神的延续,优秀的传统文化更是一个国家和民族文化与精神层面的集中表达。习近平同志在十九大报告中指出:"深入挖掘中华优秀传统文化蕴含的思想观念、人文精神、道德规范,结合时代要求继承创新,让中华文化展现出永久魅力和时代风采。"继承、发扬、传播、创造优秀传统中医文化,满足人民群众精神文化需求是不可推卸的责任。近年来,中医药文化的宣传推广活动呈现形式多样、渐成规模、富有创意、公益商业结合、政府企业联动的趋势,兼具科学性、实用性和共赏性,深受社会大众喜爱。这些在助推中医药文化创造性转化、创新性发展道路上都发挥了非常重要的作用。

(一)形式多样的中医药新媒体传播

截至 2018 年底,我国网民规模为 8.29 亿人,其中手机网民占 98.6%。随着媒体形式的发展变化,信息发布的形式和途径越来越丰富,新兴媒体在信息传播过程中发挥的作用愈加明显,新媒体已全方位融入日常生活,几乎

无处不在、无人不用、无时不用。微信、微博、头条、抖音等新兴媒体在促进中医药文化宣传推广过程中,具有内容丰富、通俗易懂,群众基础好、受众面广、传播速度快等特点和优势,有助于广大民众更加快捷地了解中医药知识和文化,形成全社会信中医、爱中医、看中医的良好氛围。

中国中医药报社舆情监测研究中心基于清博指数平台数据,对 2019 年全国中医药行业新媒体状况进行了详细的研究。研究从全国中医药行业新媒体运营现状、传播方式等方面整理分析,较为全面地反映了全国中医药行业在新媒体传播方面的探索情况。

1. 新媒体总体开通情况 根据中国中医药报社舆情监测研究中心监测,中医药政务、医院、院校、企业新媒体账号 2 809 个,其中微信号 2 075 个,微博号 365 个,头条号 234 个,抖音号 66 个,其他类型新媒体账号 69 个。其中,中医药机构开通微信公众号的数量最多,占比 73.9%。

各地区中医药机构开通新媒体数 14 种,广东、北京地区新媒体账号总数超 200 个,河北、河南、山东、江苏、四川、浙江等地区开通数量超 100 个(表 5-2)。

中医药机构中,中医医院是新媒体领域的主要力量,领先于中医药政务、中医药院校、企业等。从传播类型来看,微信开通数量最高,微博和头条号相对偏少,短视频还处于起步阶段。

表 5-2 2019 年中医药行业新媒体分布情况

省份	数量(个)	省份	数量(个)
广东	25.7	广西	74
北京	207	江西	73
河北	190	黑龙江	61
河南	176	安徽	61
山东	174	吉林	55
江苏	158	天津	53
四川	153	贵州	52
浙江	142	新疆	47
陕西	112	上海	46

续表 5-2

省份	数量（个）	省份	数量（个）
湖南	99	福建	40
湖北	91	重庆	35
云南	86	宁夏	18
辽宁	84	海南	15
内蒙古	83	青海	14
山西	77	西藏	1
甘肃	75		

2. 新媒体文章内容分析　新媒体的服务功能很多，以微信为例，包括微官网、预约挂号、智能导诊（AI）、门诊缴费、候诊排队、就诊记录、配送服务、报告查询、导航、问卷调查、停车缴费、在线咨询、科普教育等。监测数据显示，2019 年全国中医医院微信服务号共 533 个，其中三甲中医院 221 家，占总数的 41%，较 2016 年增长 123%（表 5-3）。完成认证的微信服务号 494 家，占总数的 93%。从推送的文章来看，中医医院微信服务号发布内容以百姓日常服务为主，涉及居家养生、药膳食疗、健康科普等。其中，日常养生类和健康科普类内容占比超过 50%。在为民众提供日常服务的同时，有效提升了中医药文化素养，促进了中医药文化的宣传推广。

表 5-3　全国中医医院微信服务号文章内容类型占比

文章内容	占比（%）
日常养生	29.2
健康科普	23.3
医院动态	22.5
病例分析	10
药膳食疗	10
名医介绍	2.5
中医科普	1.7
其他	0.8

(二)传播迅速的中医健康养生文化电视节目

电视媒体是目前最为普及、受众最为广泛、传播最为迅捷、公众最为认可的信息传播载体,充分发挥电视媒体在中医药文化宣传推广工作中的作用,对于传承弘扬中医药文化、宣传普及中医药知识意义非凡。

我国电视类健康养生节目最早诞生于20世纪末,由中央电视台创办的《医学顾问》《卫生常识》《卫生与健康》等可以说是我国健康养生类节目的雏形。随着经济社会发展水平的不断提升,人民对生活质量的要求日益提高,越来越多的健康养生类节目也应运而生。据不完全统计,全国各省市电视台包括地方电视台开设的健康养生类节目已经接近200个。

随着经济全球化、科技进步和现代医学的快速发展,中国的中医药发展环境发生了深刻变化。中医药在全球医学界受到越来越多关注和重视的同时,世界舆论对于中医药文化的根源及标准问题还存在较多认知上的误区,中医药在中国的发展也面临后继乏人、资源破坏、虚假宣传等一系列问题,需要更多制作精美、故事生动、内容科学的电视节目出品。从近年来中医文化电视传媒发展情况来看,在互联网时代各大新媒体高速发展的大环境下,收视率较高的是具有中医药健康养生文化内涵、兼具高雅叙事艺术和美学视听语言的中医文化解读、中医文化养生类节目。例如《本草中国》《中医说》等精品节目。

1. 中国首部中医药文化纪录片《本草中国》 《本草中国》是国内首档大型中医药文化系列纪录片,由国家中医药管理局专业指导,中国人口文化促进会监制,上海笃影文化传媒有限公司出品。这是中国电视史上第一个跨平台播出的纪录片,也是中国首部反映中医药文化的系列纪录片。《本草中国》第一季于2016年5月20日在江苏卫视播出。《本草中国》第二季于2019年8月28日在CCTV-4国际频道与爱奇艺同步播出。该片以"本草"为切入口,以温暖真实的视觉力量和纪录隐遁的中医药传承人的故事,深度解密中医药文化的奥妙精髓和悠远历史,让观众再次感受到中医药文化作为中华传统文化的独特魅力,从而成为记录新时代、讲好中国故事的典型代表。

《本草中国》的文化和社会意义在于:一方面,它立足"本草",以小见大,透过道地药材的发现、采摘与炮制的过程,挖掘质朴感人的中医药故事,以中国人生存、生活、生息的视角和方式呈现中医药文化精髓,展现了国人对中医药文化传承与创新的智慧,引领观众走人尘封已久、神秘传奇的中医药世界,让观众充分感受和认识中国传统医药文化的独特魅力,有利于弘扬中华优秀传统文化,具有很强的艺术感染力和外宣价值。另一方面,它浓缩了数千载的国人智慧与自然生息,汲取跨越时空、超越国界的中医文化精髓,以传承和弘扬中医文化作为责任和担当,关注中医药行业传承人的生存状态和乡土情怀,推动中医药文化的创造性转化和创新性发展,实现为中华医药文化树碑立传的复兴之义,履行为中医药文化正本清源的崇高使命。

该节目之所以受到大众的高度认可,还在于节目本身先进的创作理念、创作团队、技术手段、语言风格、文化故事等多种因素。如摄制方面,该片全程采用电影级别的 4K 摄影设备,以及航拍、延时摄影等手段,明快剪辑搭配利落画面。第一季摄制过程中,导演组完完全全把自己沉浸到了每一味药材的探寻、每一个医药人的探访交流中,甚至去到常人无法想象的危险环境里,只为了体验他们的生活。摄制组还踏遍中国 30 多个省(区、市),完成了对近 50 味药材和中药人故事的探寻与记录。为了紧随本草的生长节奏,还原每一味药材的真实成长状态,摄制组还必须在自然深处完成录制。第二季在创作内涵上进行递进式升级,首度集结超 50 位中医传承德高之巅,汇聚了路志正、石学敏、张学文、夏桂成、晁恩祥、徐经世、禤国维、张大宁、刘敏如、王琦、尼玛、朱良春、颜德馨等 13 位精诚济世的国医大师以及周乐年、冯世纶、高忠英、黄调钧、王和鸣等 40 多位仁心仁术的国家名老中医与中医药传承人。后期制作上,整片采用的是轻快的剪辑手法,故事化的叙事手段,生动紧凑的情节编排。真实与故事并驾齐驱,深度和趣味兼而有之,实现纪实与艺术完美结合。从内容到表现,从结构到叙事都充溢着真诚的感情,不仅仅关注中药,关注文化,更关注自然和生命。为了深入浅出通俗化表达,经过多方考虑,片方选择以病例为纪录片的钩子,通过接地气的病例,将医生、本草、普通人的情感故事串接起来。其中,第一季特色的本草采摘炮制可以得到保留,而医生把脉疗病开方的思路,以及患者患病过程中涉及的治疗、情感、经历等也可以得到折射。鉴于该片的成功和意义,《本草中国》第二季荣获了第 25 届中国电视纪录片系列片好作品。

2. 中医文化养生网络节目《中医说》　2018 年,山东网络广播电视台与山东省中医药管理局共同打造了百集大型中医文化养生类节目——《中医说》。该节目以山东 IPTV 电视屏为基础,拓展广播端、网络端、移动端等多个传播渠道,构建《中医说》栏目的立体化传播平台,力争为山东及全国百姓提供全方位的健康服务。结合"未病先防、已病防变、病愈防复"的中医理论,以贴近百姓、贴近生活、浅显易懂的方式,传递实用中医知识,让更多人更加客观地了解、认识了中医药,更加深刻地理解、领会到中医药文化的思想内涵。

百集《中医说》采用主题式分集,以深邃悠久的中华文化为指引,每集围绕一个既定主题病例展开,由省中医药管理局推荐的山东著名中医讲解病原机理、治疗预防和医患故事,寻找贴合现代人生活的相关中医食谱及妙方,讲解深入浅出,节目制作精良,以电影级别的摄制技术、质朴的镜头语言呈现给广大观众。这是对山东省中医药文化进行的一次纵深和缜密的梳理,精彩与创造性的再现,艺术地展现了中医药文化之瑰宝,达到了弘扬优秀传统文化的目的。

上线以来,《中医说》节目已在山东网络广播电视台 IPTV 海看、轻快、山东手机台试播,取得了良好的社会反响,在进一步宣传中医药健康养生文化、广泛普及中医药科学知识、营造中医药等优秀传统文化事业良好发展氛围方面具有示范价值。

3. 中医电视节目《名医话养生》《养生堂》 北京卫视的《养生堂》、上海东方卫视的《名医话养生》是现代大都市生活中电视养生节目的代表,已成为都市中产的健康生活教科书节目,是电视台精心打造的关注大众健康、倡导优质生活的医疗生活服务类节目,受到广泛好评。

《名医话养生》每周一至周五晚 17 点在上海东方卫视播出。该节目脱胎于上海新闻综合频道的知名健康科普栏目《名医大会诊》。《名医大会诊》创办于 1998 年,是上海最早的健康栏目,在受众中有着良好的口碑。20 年来专注于健康科普,为大众预防保健、治未病提供专业知识,曾荣获 2016 年上海市科技进步三等奖、中国广播影视大奖第 23 届"星光奖"电视科普节目大奖、2015 年上海科普教育创新奖科普传媒一等奖等奖项。其主要特点在于:采用专家访谈形式,每期节目邀请一位权威专家,针对时效性较强的养生话题,通过大量医院真实拍摄和医生采访,为观众答疑解惑,每周还会特设一期节目关注老百姓关心的另一大话题食品安全,与其他养生健康节目有所不同。此外现场还有一批中老年粉丝观众,可以亲自体验健康自检手法、养生操等形式互动。该节目注重自我保健养生知识科普,中医选题较多,专家均为三甲医院主任医师级别,内容权威性较高。此外,名医系列节目还根据节目内容出版了三套系列书籍,形式较为多样,深受观众欢迎。

《养生堂》每周一至周日上午 10 点 35 分在北京卫视播出。该栏目是科教频道 2009 年推出的一档健康养生类节目,是北京卫视打造的在北京地区具有广泛影响力的健康养生类节目。节目中,国内顶级中医养生专家以浅显易懂的方式,传递最实用的养生知识。"节目以传播养生之道,传授养生之术为宗旨,以传统医学为理论基础,按照中国传统养生学天人合一的指导思想,根据二十四节气的不同来安排适合当下节气的养生题材。节目不仅能让你懂得养身之道,更能让你从养生学方面出发了解中国传统文化的博大精深。"

以上节目通过介绍日常生活中和人们息息相关的养生保健和防病治病知识,进行了有效的健康传播,培养了观众更加健康的生活方式和态度,有助于提高国民健康素养。虽然中医健康养生类节目层出不穷,但也存在内容严重同质化、良莠不一的情况,相信随着经济社会、百姓需求和信息技术的发展,电视类养生节目将更加受到欢迎。

除了电视媒体之外,还有很多其他优秀的纸媒宣传推广平台。以上海市为例,上海中医药大学和中华中医药学会主办的《中医药文化》《中医药文化(英文)》两本期刊,均在国内外产生了重要影响。《中医药文化》是全国唯一的中医药文化学术期刊,以多元视角,融通古今,放眼世界,快速传递中医药人文领域最新研究成果为办刊核心理念。2019 年,作为唯一入选"首个中医药科技期刊的分级目录"T2 级期刊的中医药人文期刊,进入国际上知名和非常重要的较高水平权威期刊行列。《中医药文化(英文)》期刊致力于从文化源头全面解读中医药学,向世界展示中医药学深厚的人文内涵,增进中医药学与世界多元医学的互动交流,为全人类共享,2019 年 11 月入选中国科技期刊卓越行动计划高起点新刊。由上海市中医文献研究馆主办的《中医文献杂志》,创刊于 1956 年,是目前国内唯一的一份中医药文献研究专业期刊。《上海中医药报》创刊于 1985 年 1 月,由上海市中医药学会主办,由中医世家出生的一代名医张镜人大师担任第一届社长,是我国中医药卫生界普及中医药知识的专业报纸。创刊于 1955 年的《上海中医药杂志》由上海中医药大学、上海市中医药学会主办,是中医药学专业期刊,为"中国科技论文统计源期刊""中国科技核心期刊""中国中文核心期刊""中国生物医学核心期刊""国家学位与研究生教育指定中文期刊",具有广泛影响和较高声誉。

(三)内涵丰富的中医药文化学术活动

以高级别的中医药文化学术为主题的活动,也是种非常有利的宣传推广方式。

1. 中医药博览会和展览会　2017年10月,"2017上海国际中医药健康养生及服务产业展览会"成功举行。该展览会致力于搭建中医药大健康服务业国内及国际领域全产业链沟通交流,是中医药行业的风向标与品牌制高点。2020年9月举行的第二届东北亚中医药暨康养产业博览会,以"新时代、新传承、新发展"为主题,以"传承中医药文化,发展中医药事业"为宗旨,结合中医药健康产业的绿色发展、养生文化、跨境采购等先进理念和行业前沿科技,开展系列展览展示、会议论坛和经贸活动。本届博览会首次采取线上线下融合方式举办。线上展示共分中医药展区、康养产品展区、境外产品展区、抗疫产品展区4个板块,利用三维可视化智慧展馆,实现虚拟展厅空间内的全景环绕浏览,通过互动模拟实现展品全景展示,方便各地企业参展。

2. 中医药宣传周　全国各地结合实际开展了丰富多彩的中医药宣传周活动。中医药宣传周基本都以中医药科普、中医药文化和中医药养生保健技术方法的宣传教育为重点,旨在提升公民中医养生保健素养,增进社会对中医药的认知和认同,促进中医药健康养生文化的创造性转化、创新性发展。例如,2020年9月,为贯彻落实《安徽省中医药条例》,推动"北华佗,南新安"中医药健康文化传播,以"让中医药融入百姓生活"为主题的"2020年中医药宣传周"活动在安徽全省展开。

3. 中医药文化大会　2020年9月19日,第四届中医药文化大会在山东省日照市召开,大会以"疫情常态化下中医药作用与创新发展"为主题,结合中医药在抗疫工作中的成果与经验展开探讨。开幕式上,"人民英雄"国家荣誉称号获得者、天津中医药大学校长张伯礼院士介绍了武汉抗疫过程中中医药全过程介入新冠肺炎救治的经验。他表示,中医药在抗击疫情中发挥的重要作用让更多人了解中医、热爱中医。弘扬中医药文化是每一个中医人义不容辞的责任,要抓住发展契机,发挥引领作用,动员社会力量,促进中医药事业与大健康产业发展,扎实做好秋冬季疫情防控工作。会上发布中医药文化大会日照宣言,开设中医药健康旅游暨地方传统文化论坛,道地药材与海洋食药材产业发展论坛,中医、民族医疑难杂症论坛,涵盖中医与养老等13项议题,举行一系列健康产业项目签约仪式,山东第一医科大学附属日照中医院在会上揭牌。本届大会由中华中医药学会、中国中药协会、世界针灸学会联合会、日照市人民政府等联合主办,400余位中医药领域专家学者参加会议。

4.中医药国际化发展论坛　以"中医药传承创新发展的前景探讨及所面临的机遇和挑战"为主题,第二届中医药国际化发展论坛日前在京举行。本次论坛由中华中医药学会和人民网、中国健康促进基金会共同举办。国家中医药管理局局长于文明强调,推动中医药发展国际交流与合作,要坚持传承精华、守正创新,推动中医药学术发展和临床防治能力不断提升。要坚持互惠互利、共建共享,促进中医药国际交流与合作不断深化。推动中医药现代化、产业化,产学研用一体化,惠及"一带一路"沿线民众,整合"一带一路"沿线国家医、教、研、产、用资源,推动中医药与海外国家现代医学体系共商、共建交流与合作平台机制,共享防病治病成果。要积极推动中医药与世界各国医学合作交流,发挥中医药独特优势和作用,参与所在国防病治病工作,造福世界人民健康,为构建人类卫生健康共同体做出积极贡献。

第二节　中医药文化创造性转化及创新性发展的思考

新中国成立以来,党和国家领导人高度重视、殷切关怀祖国传统医学的发展,包括名老中医以及西医工作者在内的一大批中医药知识分子为中医药事业呕心沥血,广大人民群众对中医药文化的认同度越来越高,这些都为中医药高等教育、人才培养、科学研究等工作的开展去除了障碍,为保障以"为人民服务"为宗旨的中西医结合路线的贯彻执行、创造具有中国特色的医学科学体系做出了极大贡献。

新时期,习近平总书记关于传承发展中华优秀传统文化,传承精华、守正创新中医药学的一系列论述,为中医药事业未来的发展指明了方向。中医药事业创造性转化、创新性发展已成为党和国家经济社会建设中的一件大事。对过往的总结,意义在于指导今后更好地传承创新发展。我们在整理、分析中医药文化创造性转化、创新性发展典型实践范例,为中医药事业发展感到欢欣鼓舞的同时,也对中医药行业发展中面临的一些问题生发了一些不成熟的思考和建议。

一、关于中医药国际化

据统计,到目前为止,世界范围内有 183 个国家和地区在使用中医药。这意味着中医药已为世界上绝大部分国家和地区的民众提供了健康服务。据世界卫生组织(WHO)统计,目前有 103 个会员国认可使用针灸,设立与传统医学相关法律法规的会员国有 29 个,其中有 18 个国家已将针灸纳入医疗保险体系。近年来,我国卫生部门与 70 多个国家卫生部门签订的卫生协议中涉及了中医药的内容,国家中医药管理局与 20 多个国家的政府直接签订了中医药合作协议。中医药已成为中国与"一带一路"国家以及东盟、欧盟等国家、地区和国际合作组织进行卫生经贸合作的重要项目,在促进东西方文明交流、中外人文交流、建设人类命运共同体中发挥着重要作用。在中医药国际化道路上,世界卫生组织发挥了至关重要的作用。2019 年 5 月,世界卫生大会审议通过的《国际疾病分类》(第 11 次修订本),首次将以中医药为代表的传统医学纳入其中,这具有里程碑的意义,为以中医药为代表的传统医学创造了全球化发展的新机遇。

2021 年 10 月 11 日,国家市场监督管理总局(国家标准化管理委员会)《关于批准发布〈数据中心能效限定值及能效等级〉等 602 项国家标准和 1 项国家标准修改单的公告》(中华人民共和国国家标准公告 2021 年第 12 号),正式发布了 7 项中医国家标准(表5-4)。

表5-4　2021 年 10 月 11 日起实施的 7 项中医国家标准

序列	国家标准编号	国家标准名称	代替标准号
105	GB/T15657—2021	中医病证分类与代码	GB/T15657—1995
375	GB/Z40666—2021	中医技术操作规范皮肤科中药蒸气浴	/
376	GB/Z40667—2021	中医技术操作规范皮肤科中药离子喷雾	/

续表 5-4

序列	国家标准编号	国家标准名称	代替标准号
377	GB/Z40668—2021	中医技术操作规范皮肤科中药面膜	/
378	GB/Z40669—2021	中医技术操作规范外科挂线法	/
379	GB/T40670—2021	中医药学主题词表编制规则	/
380	GB/Z40671—2021	中医技术操作规范外科结扎法	/

2021 年 10 月 13 日,《国家标准化管理委员会关于下达 2021 年第三批推荐性国家标准计划及相关标准外文版计划的通知》(国标委发〔2021〕28 号),批准推荐性国家标准计划共 374 项,其中制定 224 项、修订 130 项,推荐性标准 361 项、指导性技术文件 13 项。其中包含 11 项中医推荐性国家标准计划。

以上这些标准的实施和计划的推进,为中医药国际化奠定了坚实的基础。当然,中医药能够在全球立足,其自身的特色和优势是根本。因此,在今后的中医药国际化道路上,首先必须坚持突出中医药的特色,集中中医药诊疗优势。与此同时,要做好以下工作:传承创新发展中医药学术知识体系;创建面向全球的中医药话语平台,推动中医药文化价值观的国际认同;完善我国中医药法律法规,为世界各国提供参考借鉴;设计具有竞争力的运行模式,占领国际中医药市场。只有这样,中医药国际化才能够得到持续、有效的发展和推动。

二、关于《中华人民共和国中医药法》

2017 年 7 月 1 日,《中华人民共和国中医药法》正式颁布实施。这对于传承创新发展中医药具有重要的意义,既是生存发展的保障,又是守正创新的指南,也是建设健康中国的导向,更是振兴中医中药的总纲。有学者就敏锐地指出,中医药法具有 4 个"有利于"的特点:一是有利于促进中医药事业发展;二是有利于保持和发挥中医药特色优势;三是有利于规范中医药从业行为,保障中药质量,保障医疗安全;四是有利于提升中医药的国际影响力。所以,中医药法不仅仅关系到中医药,更是在解决健康服务问题上为世界提供了"中国式办法",做出了独特贡献。因此,呈现出了 4 个变化:"第一个变化,是国内、国际社会对中医药特色优势的认识有了普遍的提高。第二个变化,是中医药人对中医药学的道路自信、理论自信、方术自信、文化自信得到进一步的坚定。第三个变化,是中医药管理的责任、范围、权限得以逐步明确。第四个变化,是吸纳确有专长中医师,在一定程度上充实了中医药基层服务力量。"

传承创新发展中医药已经成为新时代中国特色社会主义事业的重要内容,是中华民族伟大复兴的大事。近年来,为持续深入贯彻落实《中华人民共和国中医药法》和中央决策部署,总结完善各地中医药工作经验和成效,为健全当地中医药服务体系、支撑中医药事业传承创新发展、推进健康城市建设提供有力法治保障,全国各地陆续修订或修正原有法规,对"症"下药,以确保《中华人民共和国中医药法》在本地顺利实施。截至 2021 年 6 月 20 日,已有 16 个省、自治区、直辖市完成原有中医药法规的修订或修正并正式发布。内容从 7 章到 10 章不等,最少 54 条,最多 77 条。最早通过的是河北省(2017 年 12 月 1 日),最新通过的是贵州省(2021 年 5 月 27 日)。河北 2018 年开始实施,湖北、四川 2019 年开始实施,江苏、安徽、江西、陕西 2020 年开始实施,黑龙江、北京、上海、山东、广西、贵州、甘肃 2021 年开始实施。中医药立法,除了经过严格的立法程序,还需协调发展和改革、教育、科技、经济和信息化、民政、财政、人力资源和社会保障、农业农村、商务、文化和旅游、卫生健康、市场监督管理、统计、知识产权、医疗保障、药品监督管理等众多部门,非短期内能够完成。

尽管《中华人民共和国中医药法》已经颁布,然而,从实践层面来看,仍有许多工作有待进一步完善和明晰。

第一,在"有法可依"的前提下,管理部门要开展执法检查,加强监管,强化执法,建立健全中医药执法队伍。据统计,国家市场监管总局广告监管司对 2020 年第二季度全国部分传统媒体和互联网媒介广告发布情况进行抽查监测,发现部分中医医疗机构发布涉嫌违法中医医疗服务广告,共监测到虚假违法中医医疗广告 2 758 条。2020 年 6 月,国家中医药管理局政策法规与监督司对 31 个省(区、市)的 1 560 份报纸进行了监测,共监测到虚假违法中医医疗广告 11 条次。对诸如以上行为,需要建立专业的执法队伍,参照《中华人民共和国中医药法》《中华人民共和国广告法》等,协调中医药管理部门以及市场监管部门,予以整治处罚。

第二,要加快中医药法配套法规的制定工作,构建适应中医药产业、文化、教育等发展需要的法律法规体系,并占领制高点,弥补空白点,大力做好与媒体宣传、文化推广、健康服务、医疗行为等领域的协调发展,增强中医药法的实施可操作性。

第三,在中医药法实施过程中,要有效解决管理体系、人才培养、药材质量、文化普及突出关键问题,促进中医药法真正落到实处,有效推动中医药传承创新发展。管理体系方面,真正做到"坚持中西医并重";中医药人才培养方面,切实遵循中医药人才成长规律,以中医药内容为主,体现中医药文化特色,注重中医药经典理论和中医药临床实践、现代教育方式和传统教育方式相结合;中药质量管控方面,当务之急是对种子、土壤、培植、采集、炮制、仓储、交易等过程、环节加强管控;文化普及方面,对中医药文化传播的内容、方式、传播者条件出台相关的硬性规定,纠正和避免鱼龙混杂、泥沙俱下的情况,同时夯实中医药文化素养提升工程,继续做好相关中医药文化科普活动。

三、关于中医药知识产权

目前我国的中医药知识产权保护政策多以西医思维制定,今后应根据中医药自身特点建立独立于西医药的中医药管理体制,建立系统性的、符合中医药自身规律的知识产权保护机制。

据统计,至 2018 年底,我国入选联合国教科文组织非遗名录的传统医药类有 2 个项目:中国针灸和藏医药浴法中国藏族有关生命健康和疾病防治的知识与实践;进入国家非遗的传统医药类共 137 项,国家级中医药非物质文化遗产代表性传承人共 131 人;除港、澳、台地区,全国共有省级中医药非物质文化遗产代表性项目 585 个。但这只是中医药宝库中的很小一部分,从《黄帝内经》到《神农本草经》,从《伤寒论》到《本草纲目》等诸多医学古籍,从扁鹊、华佗、张仲景到孙思邈、李时珍等名医,再到蒙古、藏、壮、瑶、苗、回等多个少数民族传统医学体系,我国中医药传统文化数不胜数。但这仅为已知的中医药学的很小一部分,关于中医药学,还有更多的内容需要我们去研究。

作为中华民族的瑰宝,中医药学理应得到重视、发掘和保护,但从目前来看,中医药学的知识产权保护短板明显,甚至失去了不少主动权。例如,在日本,1976年复方颗粒剂就开始成为医保药品,并免除了新药注册认证的临床试验环节,正式拉开了汉方药在日本的复兴大幕。目前,进入日本医保目录的复方颗粒剂共有148个品种,明确了成分规格和功能效用的OTC汉方制剂共有236个品种,同时汉方医学也成为日本所有医学院的必修科目。日本政府还投资建立了一系列汉方医药研究机构,比如北里研究所附属东洋医学研究所、富山医科药科大学和汉药研究所,1988年就被世界卫生组织指定为世界传统医学合作中心。在中医药专利申请方面,我国中医药发展的脚步也显得缓慢。《世界专利数据库》统计资料显示,在世界中草药和植物药专利申请中,中国的中药专利申请仅占0.3%,日本已抢注了全球中成药7成以上的中药专利。到目前为止,日本已申请了《伤寒杂病论》《金匮要略方》中的210个古方专利。在韩国,朝鲜时代医学书籍《东医宝鉴》列入世界记忆遗产名录。据世界卫生组织统计,目前全球约有60%的人使用中草药治疗疾病,每年国际中药销售额高达160亿美元。国外所用的中医药有70%～80%从我国进口。然而,他们进口的中成药比例不足30%,其他都是原料药,且价格低廉。业界专家认为,遵照现行的药品审评制度规定,中药秘方和院内制剂要正式成为药品,必须先要申请专利。但是申请专利,必须公布中药的配方,这也意味着知识产权和商业机密的丢失。这样的矛盾和问题,是大多数中药秘方在我国不能正常上市、不能充分发挥其医药价值的重要原因。为此,中医药行业关于建立适应中医药特点保护体系的呼吁非常强烈,提倡尊重中医药自身规律,推动管理架构和流程再造,建立适应中医药传承和保护的检验、注册、评价、管理体系。

中国国际经济交流中心产业规划部研究员张瑾认为,当前应从以下几方面加以努力。

首先,要加大人才培养。加快中医人才培育,加强中医药学科建设,保护挖掘、抢救民间验方、秘方。加强中医药学科建设,成立纯正的中医高等专科院校,设立纯正的中医临床专业,院校教材主课以《易经》《黄帝内经》《神农本草经》等经典著作为主,同时学习西医基础理论,在传承中医药理论基础上创新发展。

其次,还需要制定中医药人才专项计划,设立国医大师人才工程,挖掘、抢救和保护民间中医人才。开展民间中医资源普查工作,对民间遗留的宝贵遗产加以收集整理、保护传承,并引导符合条件的专业人员,积极参加确有专长的考核,更好地服务群众健康。同时,组建一支发掘、整理和研究民间验方、秘方的队伍,拯救一批濒临失传的药方。

再次,应结合中医药学的自身特点,健全完善现行中医药知识产权保护制度。在国家保密法中增设中医药保护的专门条款或单独制定中医药保密法,筛选对治疗重大疾病、慢性病等确有显著疗效的成熟院内制剂产品,作为国家重要战略资源,纳入国家保密配方的范畴,鼓励中药企业挖掘民间秘方和科研创新的积极性和动力。健全和完善其他中医药知识产权保护制度,将中药品种保护的范围延伸至中医药院内制剂,而不仅限于已经取得中药准字的药品。对于重新挖掘、整理出来的民间传统药方或民族医药方,如已通过院内制剂大规模和长时间的临床使用,也可以纳入中医药品种保护范畴,予以保护。

最后,根据中医药自身特点,实施分步骤的中医药知识产权保护策略。现阶段可将对重大疾病有独特疗效的中医药纳入国家保密配方,设置一定的保护期限。在保护期限内,拥有国家保密配方的企业或个体应积极推动以原配方为基础的方剂研发创新,通过研制新的化合物走国际通行的专利保护道路,或借鉴日本"专利网"模式构建严密的专利保护网,在保护中医药知识产权的进程中,逐步推动具有独立自主知识产权的中国中医药走向国际市场。

四、关于中医药高等教育顶层设计

目前在我国,中医教育的任务是由中医药高等院校与部分西医院校和综合性大学共同来完成的。教育部高校评价体系是全部高等院校发展的风向标也是指挥棒,中医高等院校也不例外。根据教育部关于中医高等院校一级学科的排名体系和指标,当前的评价指标主要有 3 个:师资队伍与资源;人才培养质量;科学研究。3 个评价指标中只有科学研究一项是最客观可量化的指标,论文数量、科研获奖、科研项目数量和经费都有据可查,而其他指标都比较模糊。

需要补充的是,教育部 2019 年发布的《"双一流"建设监测指标体系》,包括大学建设进展、加强和改进党对高校的领导、培养拔尖创新人才、建设一流师资队伍、提升科学研究水平、传承创新优秀文化、着力推进成果转化、完善内部治理结构、关键环节突破、社会参与机制、国际交流合作等

11个监测项目,23个监测要素,79个核心监测点。以上各项权重教育部不公开,只是给了原则,所以对高校的评价体系中最客观且可量化的就是科研的各项指标。也就是说中、西医院校用的是同一评价体系。而这个评价体系不但没有把中、西医院校区别对待,甚至没有医学类院校该有的临床部分评价指标。评价指标指引下的中医药高等院校注定要以科研为先,把指标层层下达分解到每级领导、每个学科、每个教师身上,由此造成的教学、临床等精力必然受到影响。学生的中医思维的建立和临床能力的培养同样也会受到影响。鉴于此,有专家强烈建议抓中医教育改革顶层设计,尽快建立与中医院校自身特点相结合的评价体系,并保证合理、连续、稳定的政策支持。

五、关于中医药人才培养

中医药的发展,人才培养是关键。与中医药高等教育密切相关的是中医药专业人才培养问题。不论是培养应用型、多学科交叉型、拔尖创新型还是其他高级别中医药人才,都必须首先考虑如何培养这一问题。

面对很长一段时间以来社会对中医药人才中医特色不鲜明,以及中医"西化"的困惑,坚持人才培养要以"中医"为主题的呼声越来越高。对此,国医大师周仲瑛指出,在中西医结合的道路上,中医药高等院校的人才培养还是要坚持中医特色。"中、西医两种医学各有专攻,也各有特色,两者不是替代关系,也不是从属关系。当前我们中医院校的人才培养强调要中西医结合,但我还是主张要围绕发展中医这个主题,以培养中医药高级人才为目的,提升他们的临床实践能力,发挥中医优势来解决临床实际问题,为中医的延续和发展起到承前启后的作用。中医的振兴不是哪一代人能够完成的,如果我们后继无人,培养出来的都是自我否定派,把中医淡化了、西化了,是没有出路的。"

很多年前,就有专家指出,如果淡化中医教育过程中的中医特色,"不从中医药高等教育的理念、课程设置、学生来源上进行深刻的反思、调整,不仅难以培养出真正精通中医药的高级人才,也许还会不断培养出中医药的掘墓人。

因此,中医药高等院校从医学理论和临床技能等角度传授知识的同时,必须始终坚持中医的特色。

六、关于中医药事业发展资金投入

据了解,自1986年开始,财政部、国家计委每年安排中央专项资金支持中医药事业发展,当年全国中医药专项资金近1亿元,此后几年大致变化不大。到2005年,中央中医药事业发展专项资金增长至1.83亿元。此后,中央关于中医药事业的投入不断增加,重点体现在两个方面:一是总量逐年增大,二是增长速度加快。2006年为5.8亿元,2008年为35亿元。2008年的中央中医药事业发展专项资金创新中国成立以来的历史新高,尤其值得一提的是,当年中央财政首次对中医药知识宣传普及的支持项目共安排专项资金3 100万元,中央财政专项资金到2009年为47亿元,2010年为52.43亿元,2011年为59.5亿元。此后一直都在缓慢增加,到2018年为67.54亿元。不断增加的财政投入为中医药事业持续健康发展提供了强有力的物质保障,也为尽快改变中医药基础差、底子薄的现状,推进中医药继承创新,实现中医药事业又好又快发展奠定了坚实的基础。

2013年,除中央财政以外,各地也投入了一定的地方财政推动中医药事业发展(表5-5)。2015年,河南省开封市出台《关于扶持和促进中医药事业发展的意见》,确保逐年增加对中医药事业的投入,并纳入财政预算,使其增长幅度不低于同级财政支出的增长幅度。福建省在"十三五"期间,省级财政每年统筹安排中医药发展专项资金约6 700万元,支持中医药卫生事业促进与发展,2020年,新增安排了1 000万元资金规模。2020年4月,云南省政府出台《关于推进中药饮片产业发展的若干意见》,提出2018—2020年,省政府每年统筹安排奖补专项资金5亿元,支持中药饮片产业发展,引导社会资金投入。上海市持续开展中医药事业发展三年行动计划,2018年投入资金3.23亿元。

表5-5　2013年我国31个省区市中医药机构财政拨款

地区	中医药财政拨款(亿元)	地区	中医药财政拨款(亿元)
北京	10.59	湖北	6.79
天津	4.13	湖南	5.69
河北	6.11	广东	15.38
山西	8.10	广西	6.95

续表 5-5

地区	中医药财政拨款（亿元）	地区	中医药财政拨款（亿元）
内蒙古	10.17	海南	2.39
辽宁	3.68	重庆	4.48
吉林	8.92	四川	16.15
黑龙江	6.02	贵州	4.73
上海	6.37	云南	7.78
江苏	9.99	西藏	2.15
浙江	14.62	陕西	7.99
安徽	5.62	甘肃	6.16
福建	6.01	青海	3.07
江西	5.15	宁夏	1.70
山东	8.89	新疆	5.84
河南	7.92		

在不断增加投入的支持过程中，中医药在医疗、保健、科研、教育、产业、文化等6个方面取得全面发展，硕果累累。值得一提的是，除了中央、地方财政专项资金投入，应当更多地吸引社会资本投入中医药事业。此外，在大量资本投入基础设施建设、信息化、国际化等专项的同时，应当兼顾中医药科普、教育等的发展。例如，中央从2008年才开始投入专项财政支持中医药宣传科普（共计3 100万元），希望教育、科普等方面的财政投入能够进一步快速增长。

七、关于中医药文化传承研究

尽管近些年来，中医药文化领域研究无论是在质量还是数量上都取得了飞速的发展，但是仍然存在着诸多问题。

就整体来看，中医药界开展的研究大部分属于自然科学技术层面。关于中医药传统文化层面的整体研究相对偏少、偏弱。例如有研究认为，当前学术界主流中医药科研有如下5种类型：一是以文献整理为主的梳理式研究;二是以方法论为主的指导式研究;三是以"以西解中"为主的验证式研究;四是以现代信息技术为主的发掘式研究;五是多学科交叉式研究。

中医药是目前世界上影响最大并具有悠久历史、独特理论体系及丰富临床实践经验的传统医学,是中华民族的伟大创造。在几千年的发展过程中,中医药根植中国传统文化,通过吸收中国传统文化中的养分而成长起来,兼具了技术层面和文化层面的知识,是厚重中华文化和具体实践相结合的产物,与中国传统文化的背景一脉相承,成为中国传统文化的重要组成部分。

众所周知,中国古代传统的哲学、科学、伦理、宗教等各方面知识,不仅渗透影响,而且直接参与了中医学理论的建构,并成为中医学理论的组成部分,实现了文化和技术的高度融合。关于中医药文化层面的整体研究,应当根据中医药文化层面的构成,多学科交叉,借鉴历史学、社会学、发生学、考古学、文化人类学、诠释学、认知语言学等理念和方法对其进行多方位阐释、学科研究,并在此基础上,逐步构建具有中国特色的学术语言体系。

要言之,从时代背景来看,当前的中医文化研究处于重要的窗口期,学界同仁当牢牢把握机遇,不断拓宽学术视野,提高研究水平,紧紧围绕着"中医文化学"理论体系的构建进行深入的探讨和分析,以期从整体上把握中医文化发展的规律,为中医文化建设的推进,为整个中医事业的进步做出自己的贡献。

第一节　传统医药非物质文化遗产分类

一、相关概念的辨析

(一)传统医药

传统医药的概念一直未进行法律上的界定。我国《宪法》第21条指出"国家发展医疗卫生事业,发展现代医药和我国传统医药",将传统医药视为我国医疗卫生事业的重要组成部分。世界卫生组织在2008年关于《传统医药》的实况报道中,将传统医药定义为"维护健康以及预防、诊断、改善或治疗身心疾病方面所使用的以不同文化固有的理论、信仰和经验为基础的知识、技能和实践的总和"剖析这个定义,一个显著的特点是概念中不仅谈到了理论,还谈到了信仰,与《中国大百科全书》将传统医学定义为"中华民族在长期的医疗、生活实践中,不断积累,反复总结而逐渐形成的具有独特理论风格的医学体系"概念相比较,涵盖的面更为宽泛,不仅包括了那些以口耳相传的知识,而且较前者更为反映传统医药的本质,更加具有客观化、本土化的特征。此外,《中国大百科全书》还将各个民族的医学并列相称,如将藏族医学、蒙古族医学、维吾尔族医学等少数民族医药视为不同的医学体系而独立称谓,并将"中医"称为"汉族医学",认为"中医药"是"传统医药"的一个组成部分,中医药与各民族医药等同,意味着传统医药的分类应该是以各民族为医学分类的主要参考指标。有的学术团体研究认为,"传统医药"等同于中医药认为"中医"是"中国传统的医学","中医"又被称为"国医"，是中国传统医学之俗称。进而认为中医药是一个广义的概念，包括各民族医药。以上，针对传统医药所下的定义的主要分歧体现在传统医药的范畴大小，由于所指范畴不同，传统医药的主体相异，从保护的角度而言，作者认为后者更容易实现谁创造、传承、保护以及谁受益这样的保护理念，使传统医药的传承和发展更加符合客观实际。根据《非物质文化遗产法》概念的内涵，其所指的"传统医药"概念应与我国《宪法》以及世界卫生组织的定义、《中国大百科全书》所指的概念相一致。

基于非物质文化遗产保护理念，世界卫生组织在定义的内涵，即文化属性和信仰方面与非物质文化遗产概念有一致的认同；而《中国大百科全书》的定义则在传统医药保护和可持续发展方面有不可替代的作用。

（二）非物质文化遗产

联合国教科文组织《保护非物质文化遗产公约》（以下简称《公约》）的"非物质文化遗产"概念是："指各社区、群众，有时是个人，视为其文化遗产组成部分的各种社会实践、观念表述、表现形式、知识、技能以及相关的工具、实物、手工艺品和文化场所。这种非物质文化遗产世代相传，在各社区和群体适应周围环境以及与自然和历史的互动中，被不断地再创造，为这些社区和群体提供持续的认同感，从而增强对文化多样性和人类创造力的尊重。"同时，规定"非物质文化遗产"包括以下几个方面。①口头传统和表现形式，包括作为非物质文化遗产媒介的语言。②表演艺术。③社会实践、仪式、节庆活动。④有关自然界和宇宙的知识和实践。⑤传统手工艺。并且，本公约将名录分为两类，一类是人类非物质文化遗产代表作名录；另一类是急需保护的非物质文化遗产名录。可见，前者主要是指有突出价值的非物质文化遗产，而是不是急需保护的并不作为主要参考指标；后者则直接指向面临消亡的非物质文化遗产。

根据非物质文化遗产概念，作为非物质文化遗产具备了世代相传性特征、被不断再创造特征以及持续认同感特征。2011 年 6 月 1 日，我国公布并实施了《非物质文化遗产法》，第 2 条第 1 款规定：本法所称非物质文化遗产，是指各族人民世代相传并视为其文化遗产组成部分的各种传统文化表现形式，以及与传统文化表现形式相关的实物和场所。包括以下几个方面。①传统口头文学以及作为其载体的语言。②传统美术、书法、音乐、舞蹈、戏剧、曲艺和杂技。③传统技艺、医药和历法。④传统礼仪、节庆等民俗。

⑤传统体育和游艺。⑥其他非物质文化遗产。

该法明确了传统医药属于非物质文化遗产范畴,这是国家首次在法律层面对传统医药除了具有医药卫生属性以外,尚具有文化遗产属性的认可。传统医药非物质文化遗产还具有以下特征。

主体和受众群体的持续文化认同感特征。传统医药是中华民族的瑰宝,承载着中华民族的文化传统,传承主体对传统医药的传承不仅有持续的文化认同,更重要的是具有自豪感和责任感。受众群体的文化认同是传统医药产生、发展和不断创造的土壤,世界上凡是有华人的地方就有传统医药的传承和传播。丰富的中医药传统知识,无论是理论体系还是实践经验,抑或是小到一个具体的知识,均与中华文化息息相关,"打着鲜明的中华民族传统文化的烙印"。在长期的实践活动中,形成了传统医药特有的认识人体生命与疾病的认知方法和知识,以及与之相适应的一些诊断和治疗技术。这些知识被一代一代人继续下来,并不断得以传承和发展,其中主要原因即是文化认同。

在传统医药领域,传统医药与文化相关的概念非常多,如"传统医药文化""传统中医药文化""中国传统医药文化""传统文化与医药""保护中国传统医药文化""中国传统养生文化""传统医药民间文化""传统中医药文化精华"等。因此,世界卫生组织给传统医药所下的定义是"以不同文化固有的理论、信仰和经验为基础的知识、技能和实践的总和",反映了其文化认同。

项目的活态传承性特征。中医药传统知识属于传统知识的范畴传统知识的核心在于"基于传统","基于传统"是指知识体系、创造、革新和文化表达具有世代相传、属于一个特定人群及所在地域且随着环境的变化经常在发展的特征。中医药传统知识是中华民族世代传承的医药卫生知识,其创造、发展、保存、传播都发生于"传统"的背景之中。从知识的累积过程来看,"传统"绝非一个"过去"的概念,它体现了一种过去、现在与将来之间不可割裂的联系。

传承群体的代代传承性特征。非物质文化遗产概念表述中的主体分类主要是指"社区、群众,有时是个人",与传统医药的传承主体分类一脉相承。《中医药师承教育制度研究报告》指出,传统中医师承的基本形式主要是"家传""拜师""私淑"三种模式。其中"家传"是指家族内部传承的学习方式,如南北朝时期徐氏家族的"八世家传""拜师"是指老师和学生之间并无家族关系,而是通过拜师的方式明确师徒关系进行跟师学习的方式,如扁鹊师从长桑君,子仪、子阳、子豹又师从扁鹊,华佗也是扁鹊"齐派"的传人;"私淑"是自学与师承相结合的方法,典型的案例如张子和私淑于刘完素等。

二、传统医药非物质文化遗产保护

《非物质文化遗产公约》中的"保护"是指"确保非物质文化遗产生命力的各种措施,包括这种遗产各个方面的确认、立档、研究、保存、保护、宣传、弘扬、传承(特别是通过正规和非正规教育)和振兴",我国 2011 年公布的《非物质文化遗产法》第 3 条规定出现了"保存"和"保护"两个表述,并将"保存"列举为"认定、记录、建档等措施",将"保护"列举为"传承、传播等措施"。官方解释认为该法将"保护"的内涵界定为"传承、传播"行为属于狭义的定义。

关于传统医药非物质文化遗产保护概念的研究论文比较有限,目前仅见于早期从事传统医药知识研究的部分专家学者,主要有诸国本、柳长华、马治国、宋晓亭、王凤兰、田芙蓉等学者。就论文内容而言,主要是从非物质文化遗产保护的制度建设以及基于非物质文化遗产特征的技术保护为切入点加以研究的,尚不成熟,有待结合国际上传统知识以及非物质文化遗产保护的概念和经验进行继续探讨,逐步完善。

第二节 中药炮制技术

一、中药炮制技术

中药炮制取材于自然界的植物、动物和矿物质,根据中医学的理论,经过加工炮制、做成汤液或其他剂型的制剂,是一种特殊的制药工艺。2006 年 5 月 20 日"中药炮制技术"经国务院批准列入第一批国家级非物质文化遗产名录,申报地区为北京市,申报单位为国家中医药管理局。2007 年 6 月 5 日,经文化部认定,中国中医科学院王孝涛与中国中药协会的金世元作为该项目代表性传承人,被列入第一批国家级代表性传承人名单。

(一)所在地区概况

中国位于亚洲东部和中部,太平洋西岸。地势西高东低,由帕米尔高原、青藏高原到东南沿海;气候复杂多样,从南到北跨热带、亚热带、暖温带、温带、寒带等气候带。中国位于北半球,北回归线穿过南部,大部分地区位于北温带和亚热带,属东亚季风气候,南北温差悬殊。每年10月至次年3月刮冬季风,大部分地区寒冷干旱;4—9月刮夏季风;大部分地区高温多雨。各地平均年降水量差异亦大,东南沿海为1 500毫米,西北部在500毫米以下。如此地理环境,为物种的多样性提供了有利条件,中药资源极为丰富。

(二)历史发展与现状

中药炮制方法主要起源于中国黄河中下游地区。公元前3世纪以后,不断向周边地区发展,进而遍布于全国。中药炮制历史久远。汉以前,古文献中记载的均为比较简单的炮制内容。《五十二病方》是我国最早有炮制内容记载的医方书,包括净制、切制、水制、火制、水火共制等炮制内容,并有具体操作方法的记载。《黄帝内经》在《灵枢·邪客》中有"制半夏"的记载。

我国第一部药学专著《神农本草经》在序录中载有:"凡此七情,合和视之……若有毒宜之,可用相畏相杀者,不尔勿合用也。"这是当时对有毒药物炮制方法与机制的解释。张仲景在《金匮玉函经》"证治总例"中载药物"有须烧炼炮制,生熟有定",开创了药物生熟异用学说的先河。《本草经集注》是陶弘景所撰写的我国第二部中药专著,它第一次将零星的炮制技术做了系统归纳,说明了部分炮制作用。

南北朝刘宋时代,雷敩总结了前人炮制方面的技术和经验,撰成《雷公炮制论》三卷,是我国第一部炮制专著。书中记述了药物的各种炮制方法,如拣、去甲皮、去粗皮、去节并沫、揩、拭、刷、刮、削、剥等净制操作;切、锉、擘、锤、舂、捣、研、杵、磨、水飞等切制操作;拭干、阴干、风干、晒干、焙干、炙干、蒸干等干燥方法;浸、煮、煎、炼、炒、熬炙、焙、炮、煅等水火制法;苦酒浸、蜜涂炙、同糯米炒、酥炒、麻油煮、糯泔浸、药汁制等广泛地应用辅料炮制药物的方法。

唐代在炮制原则系统化和炮制新方法方面有较详细的记载,在中药炮制方面有长足进步。《新修本草》是唐代苏敬等修订的世界最早药典,首次规定将缪就、米醋入药,将炮制内容列为法定内容,记作虇、作曲、作豉、作大豆黄卷、芒硝提净等法。对矿物药的炮制方法均有较为详尽的记载,炮制内容更加丰富。

宋代炮制方法有很大改进,其炮制目的也多样化了,开始进入了从减少不良反应到增加和改变疗效,从汤剂饮片的炮制进入重视制备成药饮片炮制的崭新阶段。

金元时期,名医各有专长,张元素、李东垣、王好古、朱丹溪等均特别重视药物炮制前后的不同应用,阐述炮制辅料的作用,并开始对各类炮制作用进行总结,逐渐形成了传统的炮制理论。

明代李时珍的《本草纲目》是我国古代大型药学著作,载药1 892种,其中有330味药记有"修治"专目。在"修治"专目中,综述了前代炮制经验。

清代多在明代的理论基础上不仅增加了炮制品,并在文献中有炮制方法与作用的专项记载,提出对某些炮制的不同认识和看法。张仲岩所著的《修事指南》,为清代炮制专著,收录药物232种,为我国第三部炮制专著。它较为系统地叙述了各种炮制方法,认为炮制非常重要。

中华人民共和国成立以后,在继承方面,各地对散在于本地区的具有悠久历史的炮制经验进行了整理,并在此基础上制定出版了各省市中药炮制规范。同时,国家药典中也收载了炮制内容,制定了"中药炮制通则",并相继出版了一些炮制专著。如《中药炮制经验集成》《历代中药炮制法汇典》《樟树中药炮制全书》等,将散在于民间和历代医籍中的炮制方法及地方炮制方法进行了系统整理,形成了较为完整的文献资料。

目前传统的"一方一法"的用药模式已不复存在,许多特殊而又可产生特效的传统炮制技术逐渐被遗忘。现存为数不多的身怀绝技的炮制老药工对于自己经过长期工作总结出来的炮制方法秘而不宣,传统的炮制技术面临衰退甚至失传的局面。此外,由于正规饮片生产企业利润微薄,从业人员待遇低廉,年轻人无动力去学习、继承传统的炮制技术,使老药工后继无人。中药炮制技术已处于日益萎缩的濒危状态。

(三)传承谱系

中药炮制技术在汉代以前就有记载,主要是以书籍的形式收集、整理民间中医用药的炮制方法得以传承。历史上传承人有张仲景、陶弘景、雷敩、孙思邈、苏敬、张元素、李东垣、王好古、朱丹溪、李时珍、陈嘉谟、张仲岩等。

目前,全国专门从事炮制学科教学及科研人员队伍不超过百人。老一代代表人物是王孝涛、原思通(中国中医科学院中药研究所)、叶定江(南京中医药大学药学院)、张世臣(北京中医药大学药学院)、王琦(山东中医药研究院)等。为了炮制技术的继承和发展,中国中医科学院中药研究所在2001年成立了专门的炮制技术研究机构,即中药炮制研究中心,主任由肖永庆担任。各中医药院校如南京中医药大学药学院、辽宁中医药大学药学院、江西中医药大学药学院、北京中医药大学药学院等一般都设有炮制教研室或教研组。

中华中医药学会专门设立了炮制分会,主任原思通,常务副主任兼秘书长肖永庆。副主任有丁安伟、贾天柱、龚千峰、孙秀梅、孙立立、任玉珍、顾振荣、张振凌、于留荣等。副秘书长李飞,秘书李丽。

目前登记注册的饮片生产企业有700余家,但规模较大的只有10余家,其代表为安徽沪谯中药饮片厂、广东康美中药饮片生产基地等。

(四)文化内涵

中药炮制是中药传统制药技术的集中体现和核心,中药材经过炮制成饮片后才能入药,这是中医临床用药的一个特点,"饮片入药,生熟异治"是中药的鲜明特色和一大优势。中药饮片炮制技术是中国特有的,是中国几千年传统文化的结晶,是中华文化的瑰宝,是中国特色的文化遗产和技术。

(五)内容

中药炮制是指在中医理论的指导下,按中医用药要求将中药材加工成中药饮片的传统方法和技术,古时又称"炮制""修事""修治"。药物经炮制后,不仅可以提高药效、降低药物的不良反应,而且方便存储,是中医临床用药的必备工序。几千年以来,不仅积累了丰富的炮制方法与技术,而且形成了一套传统的炮制加工工具。

主要传统炮制方法有如下几种。①清炒法:炒黄、炒焦、炒炭。②加辅料炒法:麸炒、米炒、土炒、砂炒、蛤粉炒、滑石粉炒。③炙法:酒炙法、醋炙法、盐炙法、姜炙法、蜜炙法、油炙法。④煅法:明煅法、煅淬法、扣锅煅法。⑤蒸煮焯:蒸法、煮法、焯法。⑥复制法:发酵、发芽法。⑦制霜法:去油制霜法、渗析制霜法、升华制霜法、煎煮制霜法。⑧其他炙法:烘焙法、煨法、提净法水飞法、干馏法、特殊炙法。

(六)保护现状

近年来,国家相继投入1 500万元举行了炮制工艺规范化、饮片质量标准和炮制原理的研究。近 50 年来由于国家的重视,先后开展了古代炮制文献的整理研究;编订颁布了各省市自治区的《中药炮制规范》、《全国中药炮制规范》和《中国药典》,逐步形成了我国特有的中药饮片"三级质量标准";建立完善了中药炮制学科的中专、学士、硕士和博士教育系统;将中药饮片生产的个体手工作坊发展成数以千计的中药饮片加工厂,并部分实现了机械化生产;在"七五""八五""九五""十五"科技攻关计划中,先后立题资助了 130 余种常用中药饮片的科学研究,取得了一批科研成果,逐步提高了中药炮制学科的学术水平。

国家早就认识到中药饮片炮制技术的重大意义,对中药炮制技术的出口进行了严格限制。对外贸易经济合作部于 2002 年 1 月 1 日起施行的《中国禁止出口限制出口技术目录(一)》中就已明确指出:"中药饮片炮制技术"中的"毒理中药(制川乌、制草乌、炮附子等 5 种)的炮制工艺和产地加工技术"以及"常用大宗中药(熟大黄、熟地黄、六神曲、建神曲等 8 种)的炮制工艺和产地加工技术"禁止出口。2003 年 3 月 11 日原国家计委、国家经贸委、外经贸部颁布的《外商投资产业指导目录》中在鼓励投资的中药材、中药提取物、中成药加工及生产中特别注明"中药饮片传统炮制工艺技术除外",而禁止外商投资项目中也包括"列入国家保护资源的中药材加工(麝香、甘草、麻黄草等);传统中药饮片炮制技术的应用及中成药秘方产品的生产(云南白药、六神丸、片仔癀等)"。2002 年 1 月 1 日起实施的《中国禁止出口限制出口技术目录》中,"中药饮片炮制技术"被列入禁止出口范畴。

为保护传统炮制技术,由中国中医科学院负责组织、中国中医科学院中药研究所作为具体保护单位拟订了十年保护计划,包括以下具体内容:进一步全面深入细致地开展普查工作,摸清传统炮制技术发生、发展的历史沿革。以王孝涛编著的《历代中药炮制资料辑要》为蓝本,搜集、整理历代炮制方法及饮片应用情况;对全国现存炮制方法进行调查、分类、整理;对全国现有的炮制老药工以及他们的炮制经验进行普查;对全国饮片生产企业(包括外企)的生产状况进行普查;在以上基础上组织具有经验的老药工进行"以师带徒"方式的传承;在炮制技术的保密方面为国家相关部门制定政策、法规提出合理、具体的建议。

1. 传承人保护现状　目前中药炮制技术项目国家级代表性传承人为王孝涛和金世元。课题组对两位老先生进行了深度访谈。在访谈中,两位传承人均对传承中药炮制技术具有强烈的使命感和责任感,非常希望能够将这项技术传承下去,王孝涛在中国中医科学院通过研究生教育和博士后研究的方式培养了一批学生,其中不乏佼佼者,已成为该领域的学术带头人。金世元目前培养的后继人才共有5人,其中家族1人,即其孙女金艳;同仁堂集团公司直属单位的王志举等2人;通州人卫饮片厂1人;北京卫生学校1人。除积极培养传承人之外,两位老先生也对目前中药炮制技术的濒危状态,对自身年事已高、后继乏人等情况表现出忧虑。

2.项目保护现状　目前,国家禁止外企和中外合资企业利用传统炮制工艺在中国境内进行中药饮片生产,这一规定是为了保护我国的传统文化,以防止我国独有的中药饮片生产传统炮制工艺泄密而有损于我国传统医药工业的发展。但国家相关部门虽有明文规定,某些地方为地方经济发展的需要,仍以独资或合资的方式批准外企在中国境内建立了中药饮片生产企业,有的老药工被聘为专家,给中药炮制技术的保护与管理增加了难度。

此外,近年来大量有关炮制工艺及饮片质量标准研究方面的文章公开发表,而且数十部炮制专著也像雨后春笋般地出版。无论是从其炮制工艺要点,还是对饮片的形、色、气、味都描述得相当准确;无论是传统的炮制工艺,还是现代质量控制方法都已毫无保留地公布于世,使很多传统的炮制方法变成了"公开的秘密"。

而相关部门对炮制技术的继承和保护尚未充分重视,在继承和保护方面未采取具体措施,使得中药饮片炮制技术面临着萎缩的状态。

二、四大怀药种植与炮制

2007年2月,"四大怀药种植与炮制"被河南省人民政府公布为第一批省级非物质文化遗产名录。2008年6月被国务院公布为第二批国家级非物质文化遗产名录。2009年6月焦作市武陟县孙树武、沁阳市李成杰被认定为该项目的国家级代表性传承人,2010年6月温县康明轩被任命为该项目省级代表性传承人。

"四大怀药"乃怀山药、怀地黄、怀菊花、怀牛膝四种药用植物的总称,因焦作古属怀庆府管辖,故史称"四大怀药"。千百年来,"四大怀药"以其独特的种植和炮制工艺,充分发挥了特有的药效和滋补作用。有史料表明,自公元前734年封建诸侯卫桓公以怀山药为贡品进献周王室起,直至清朝末年,"四大怀药"一直作为贡品进献历代王朝。而明清怀药商人崛起,大大促进了怀药加工的规范化和怀药文化品牌的形成,使"四大怀药"成了全国首屈一指的地道药材。"四大怀药"突出的历史文化价值、传统的养生保健价值凸显了"怀川文化"的重要性。

(一)所在地区概况

1. 自然地理 焦作地区位于河南省西北部,北依巍巍太行,南临滔滔黄河,为黄河、沁河的冲积平原。焦作现辖沁阳市、孟州市、武陟县、温县、博爱县、修武县和解放区、马村区、山阳区、中站区。焦作市属于暖温带大陆性季风气候。全市年平均气温14.4摄氏度,年积温在4 500摄氏度以上,日照时数4 430小时,总辐射量475～511千焦/厘米^2,无霜期200天左右,热量、光能资源充足,四季分明。焦作地区土质疏松,腐殖质含量高,土壤肥沃。经黄河、沁河、济水、丹河、蟒河等河流的交汇、冲积,将各种的微量元素聚集于此,为"四大怀药"的生长提供了良好的土壤条件。焦作地区水源丰富,年降水量800～1 000毫米;黄河自西而东纵贯焦作南部;济水、泌河呈东南流向斜穿焦作地区注入黄河。广泛分布于焦作北部太行山的岩溶地貌,使山区的雨水渗入地下,携带各种矿物质源源不断地补充到焦作的土壤中,为"四大怀药"的生长提供了丰富的水源条件。"四大怀药"的种植与加工炮制,主要分布在焦作市的武陟、温县、沁阳、孟州、博爱等县市。

2. 人文环境 焦作是一个历史文化非常悠久的城市,古称山阳、怀州,是华夏民族早期活动的中心区域之一,有盘古开天地、华夏祖先伏羲女娲成婚、女娲补天、轩辕黄帝祈天破蚩尤、大禹治水等神话传说。现存裴李岗文化、仰韶文化和龙山文化遗址。有神农祭天处、尝百草处、药王孙思邈活动等遗迹,人文底蕴十分丰厚。

(二)历史发展与现状

传说神农在焦作沁阳神农山中尝百草时就发现了"四大怀药",商周时期这里沿山而居的农民开始食用野生的"四大怀药",并逐渐发现了它们的强身与保健功能。于是,农民们将这些野生药物移植于田,不断驯化,形成了流传数千年的怀药种植传统。

据专家考证,四大怀药确实是由焦作北部太行山中的野生种驯化而来。

唐高宗李治永徽元年(650年),黄河中下游流域发生瘟疫,医药学家孙思邈闻讯来到今博爱县月山寺西侧、丹河东岸的圪垱坡,挂牌行医,为群众治病。由于所制防瘟药剂的必需一味野生怀药供不应求,孙思邈便带动当地百姓广泛种植怀药。于是,在当地丹河、沁河两岸形成了民间种植"四大怀药"的传统。现今,在沁阳神农山的老君洼一带,仍保留着山药沟、地黄坡、牛膝川、菊花岭等用"四大怀药"命名的自然地名。有资料表明,到清朝末年,仅怀山药的种植面积就达9平方千米,总产量超过100万千克。当年,怀川百姓种植怀药的盛况,被清乾隆年间怀庆府河内县令范照黎用诗词的形式记录下来,曰:"乡民种药是生涯,药圃都将道地夸。薯蓣篱高牛膝茂,隔岸地黄映菊花。"

"四大怀药"的种植和加工具有严格的传统工艺要求,怀地黄的"九蒸九晒",怀山药的反复浸泡和熏蒸、晾晒和搓制都使其具有了优越的品质。"四大怀药"一直作为贡品进献历代王朝。《怀庆府志》中记载:"地黄、山药、牛膝、菊花等俱出河内,为朝贡常数。"史载,沁阳城关郝圪垱村(今水北关村)大道寺后院所产地黄横断面有"菊花心"者为地道药材。明清时全国各地的怀药商行均悬挂"大道寺地黄"招牌,以示正宗。而怀山药则以沁阳市山王庄镇大郎寨庙后所产质量为上乘,凡销往各地的山药必标明"怀郎"字样。历代朝廷征收怀药贡品时,均点名要大郎寨产的"郎山药"。而且唐宋时期,焦作地区所产怀地黄、怀山药、怀牛膝、怀菊花还通过"丝绸之路"传入西亚和西欧诸国。

中医素有"用药必依土地,非地道药材就没有中医"的说法。历代中药典籍如《神农本草经》《伤寒论》《金匮要略》《图经本草》《本草纲目》等中均有记载和论述。《神农本草经》曰:"山药以河南怀庆者良。"隋唐宋元时期"四大怀药"得以推广,《名医别录》载:"生河内川谷及临朐。"宋《图经本草》记载:"牛膝生河内山谷……今江淮、闽粤、关中亦有之,然不及怀州者真";宋代医学家苏颂赞曰:"菊花处处有之,以覃地为佳。"《本草纲目》记载:"今人惟以怀庆地黄为上。"在《伤寒论》《金匮要略》的方剂中,怀地黄一药共见14处。

随着时代发展,"四大怀药"以其地道纯正、药效独特且药食同源等特点,日益受到国内外医药学者的重视。1914年,在美国旧金山举办的"万国商品博览会"上,"四大怀药"作为国药展出,备受各国医药学家的赞誉和称道。1962 年,国家从《本草纲目》中记载的 1 892 种中药材中优选出 44 种作为"国宝之药","四大怀药"俱列其中。在国家公布的道地药材名录中,"四大怀药"名列河南道地药材之首。

(三)传承谱系

传承谱系见表 6-1 ~ 表 6-3。

表 6-1　武陟孙氏家族传承谱系

姓名	性别	出生年份	文化程度	传承方式	居住地址
孙士义	男	1830	不详	家传	武陟县小董乡南耿村
孙有福	男	1853	不详	家传	武陟县小董乡南耿村
孙纯敬	男	1878	不详	家传	武陟县小董乡南耿村
孙天相	男	1901	不详	家传	武陟县小董乡南耿村
孙绍心	男	1922	小学	家传	武陟县小董乡南耿村
孙树武	男	1947	高中	家传	武陟县小董乡南耿村
孙瑞斌	男	1975	大专	家传	武陟县小董乡南耿村

表 6-2　沁阳李成杰家族传承谱系

姓名	性别	出生年份	文化程度	传承方式	居住地址
李如璧	男	不详	不详	家传	武陟县
李国秀	男	不详	不详	家传	武陟县
李长福	男	不详	不详	家传	武陟县
李成杰	男	1932	本科	家传	沁阳市八一路

表 6-3　温县康氏传承家族谱系

姓名	性别	出生年份	文化程度	传承方式	居住地址
康玉生	男	不详	不详	家传	温县北冷乡西南冷村
康琳	男	1783	不详	家传	温县北冷乡西南冷村
康明德	男	1815	不详	家传	温县北冷乡西南冷村
康硕儒	男	1840	不详	家传	温县北冷乡西南冷村

续表6-3

姓名	性别	出生年份	文化程度	传承方式	居住地址
康同乐	男	1881	不详	家传	温县北冷乡西南冷村
康应禄	男	1916	不详	家传	温县北冷乡西南冷村
康福安	男	1946	高中	家传	温县北冷乡西南冷村
康明轩	男	1971	本科	家传	温县工业区鑫源路

（四）文化内涵

焦作地区历史悠久,夏代称为"覃怀"。《尚书·禹贡》载:"覃怀底绩,至于衡漳。"商周时期为畿内之地。战国时设怀邑,汉设怀县。北魏以后称"怀州",元设怀孟路。明清称为怀庆府。焦作地区以"怀"相称逾三千余年,种植的山药、地黄、牛膝、菊花被统称为"四大怀药""怀货"。"四大怀药"在历经了远古到隋唐的由野生到种植、由种植到食用、由食用到认知其药性的萌动认识期;明清的广泛种植、药用推广并形成全国范围的怀商贸易和国内十三药帮的领袖"怀帮",以至于远销国外的经济化时期的发展成熟期,"四大怀药"和它衍生出来的怀药文化和怀商文化已逐步积淀为大自然及怀川古老先民留给怀川人民的宝贵财富。其文化内涵主要体现在以下三个方面。

1. 怀帮文化 焦作历史上,"四大怀药"的文化传承,始终与怀庆药商组成的怀帮相关联。据史料记载,早在明末,怀庆府的怀药生产销售已形成规模,府属八县的药商纷至府城(即沁阳)开设药材行栈。到了清朝中期,城中药材行栈已发展到100多家,杜盛兴、协盛全、保和堂等在全国开有分店的巨商有数十家,一年两次的沁阳药王庙药材大会吸引四海客商前来交易,系当时国内五大药材大会(武汉、安国、樟树、禹州、怀庆)之一,"怀庆药都"成为我国四大药都之一。清康熙年间,怀庆药商形成庞大的"怀帮"队伍,纵横全国,成为国内"十三药帮"的领袖,相继在武汉、北京、天津、西安、安国等地修建怀庆会馆和药王庙,并开设药行,怀药产品通过广州、香港、上海、天津等口岸销往东南亚及欧美各国。而经营怀药的"怀帮"则充分整合历代医药学家的论述和药典记载,并借助药王孙思邈在怀川行医的历史传说,通过大量修建药王庙,敬奉药王孙思邈,建立体系完善的怀药文化,提出"医不见药王不妙,药不敬药王不灵"的信条,在当地甚至我国台湾和东南亚等地区有重要影响。

2.怀川文化　古人以太行为"天脊",以黄河为"地脉",山为阳,河为阴,成就了古老的太极文化。太极拳只是这种文化的一个载体,而滋阴补阳、非罩怀之地而不生的名贵地方特产——"四大怀药"则是这种文化的另一个载体,它们共同秉承了中华古老文化"养心、养性、养生"精髓。根据研究,六味地黄丸中怀地黄和怀山药的比重达到48%。因此可以说,没有"四大怀药",就没有六味地黄丸,可见,"四大怀药"占有重要地位。

3."药食同源"文化　药食同源即药与食物相同。《黄帝内经·太素》中写道"空腹食之为食物,患者食之为药物",反映出"药食同源"的思想。作为怀川大地特产的"四大怀药",在国家公布的药食同源87个品种中,怀山药和怀菊花也在其中。2006年12月在由中国食品烹饪协会主办的2008北京奥运推荐食谱菜品展上,焦作的"四大怀药"入选2008年奥运会食谱。据现代科技手段检测,怀山药还含有人体所需的多种微量元素,能促进人体综合补养调理,明显提高人体免疫力,成为"药食同源"文化的代表。

(五)保护现状

针对"四大怀药"濒危状况,焦作市相关部门着手制定了一系列保护措施,代表性传承人结合自己的特长也做了不少工作,同时也发现传承中的一些问题,通过本次调研汇总内容如下。

1.传承人保护现状　项目保护单位为了做好非物质文化遗产传承人保护工作,确保"依法保护,重在传承",制定了专门的传承人规章管理制度。主要有定期组织学习传承的理论知识、传承人每月汇报传承情况、考核传承人是否承担了传承的义务,并指导传承人进行保护资金的合理使用。同时,对长期不能传承的传承人施行退出机制。

另外,项目保护单位除每年向国家级代表性传承人划拨国家补助1万元以外,还对项目传承过程中做出贡献的传承人颁发荣誉证书,进行精神鼓励、表彰。定期召开学员培训。同时还举办多期"四大怀药"种植培训班。李成杰除了把技艺传给儿孙以外,还积极指导当地怀药种植户,如对博爱县张赶村宋良会等400亩种植户做技术指导。在传承梯队方面,传承人康明轩从热爱怀药传统文化、关心怀药传承发展的相关人才中挑选弟子,已经培养的人才有65人,其中家庭成员2人,其他人员63名。

2.项目保护现状　主要内容如下。

第一,做好建档等基础保存工作。焦作市非物质文化遗产保护中心安排专人负责收集、整理、管理"四大怀药种植与炮制"档案文字及图片资料、光盘等,主要内容有"四大怀药种植与炮制"项目及代表性传承人档案;怀山药、怀地黄、怀菊花、怀牛膝生产技术操作规程;地理标志产品怀山药、怀地黄、怀菊花、怀牛膝国家标准;怀山药种植视频光盘;焦作市四大怀药原产地域产品保护办法;怀药科普知识宣传册。

第二,设立专门的项目管理机构。已成立"焦作市四大怀药种植与炮制保护协会",专门对该项目进行保护和管理。

第三,做好传承和传播等保护弘扬工作。包括:每年在我国传统节日如春节、元宵节、端午节等节日期间,专门制作展板对包括"四大怀药种植与炮制"项目在内的市级以上非遗项目进行展示、展览,还利用"遗产日"契机,向公众免费发放项目宣传单及《焦作市非物质文化遗产保护普及宣传手册》,对项目进行广泛宣传,提升公众保护意识。特别是近年来,焦作市委、市政府提出"食四大怀药、练太极功夫、游焦作山水"的发展战略,通过打造文化旅游名市这个目标,将复建怀庆会馆、怀帮戏楼,对经营门面进行仿古装修等,将投资1.2亿元建成的"怀庆药都",打造"怀药文化一条街"。同时把"怀庆药都"同各县的"四大怀药"种植基地和古代怀商民居建筑、药王庙遗址、传统怀药加工技艺、古运河怀药运输等文化元素连接起来,打造"四大怀药"历史文化生态游线路。

第四,注重四大怀药种植研究。在总结传统工艺基础上,代表性传承人李成杰系统整理和完善了四大怀药种植技术,撰写了《四大怀药》一书。代表性传承人孙树武在四大怀药太空育种方面和河南师大、河南农大、省农科院、中国中医科学院中药研究所的四大怀药课题组相结合,将现代技术运用到四大怀药新品种培育和脱毒快育上。代表性传承人康明轩结合传统铁棍山药种植技术,研究总结出铁棍牌山药优质高产标准化栽培技术的"四项突破技术",并已通过河南省农业农村厅成果鉴定,还发明"一种无硫怀山药加工方法"已获得国家技术专利。

第五,政策、制度保障。近年来,焦作市政府下发《焦作市人民政府关于实施中药现代化科技产业工程意见》《焦作市"四大怀药"原产地域产品保护办法(试行)》文件用以发展"四大怀药"。2009年3月,还制定了《"四大怀药种植与炮制"非物质文化遗产保护规划方案》,并成立了以常务副市长任组长的"焦作市中药现代化科技产业化工程领导小组"及办公室,六县(市)也成立了相应的组织,对全市怀药产业化的发展进行全面的协调规划。2004 年焦作市成立了民族民间文化保护工作领导小组,制定了《焦作市民族民间文化保护工程实施方案》,对区域中民族民间文化遗产(非物质文化遗产)进行有效保护。并且从 2004 开始,市政府每年对四大怀药项目投入300 万元,用于种植、加工、开发、研究和原产地保护。

三、水银洗炼法

藏医药"水银洗炼法"是藏医把含有剧毒的水银经过复杂的特殊加工炮制后,炼制成无毒而具有特殊疗效的"佐塔"技艺。作为藏药材重要的加工方法,千余年来,历代藏医药学家都非常重视该技艺的实践与传承,使其代代相传。2006 年 5 月,"拉萨北派藏医水银洗炼法"列入第一批国家级非物质文化遗产保护名录,保护单位为西藏藏医学院,国家级代表性传承人为尼玛次仁、索朗其美、嘎务、多吉四位。

(一)所在地区概况

拉萨市地处喜马拉雅山脉北侧,海拔 3 650 米,是世界上海拔最高的城市之一,地势北高南低,中南部为雅鲁藏布江支流拉萨河,中游河谷平原,地势平坦。受下沉气流的影响,全年多晴朗天气,降雨稀少,冬无严寒,夏无酷暑,属高原季风半干旱气候。全年日照充裕,素有"日光城"的美誉。在这种自然地理条件下,孕育的拉萨本土文化是由位于雅鲁藏布江流域中部雅砻河谷的吐蕃文化和位于青藏高原西部的古象雄文化逐渐交融而形成的。西藏特别是拉萨的文化是以藏族为主体的各族人民长期生产和生活实践经验的结晶,具有浓厚的高原气息和独具魅力的文化特色,拉萨北派藏医水银洗炼法就是在这样一种地理历史文化环境中起源发展的。

(二)文化内涵

藏医药的文化内涵在水银洗炼法中有突出体现。水银洗炼法依据藏医药对于自然和生命的独特认知,体现了藏医的药性理论,其炼制中还要举行加持和祈祷仪式,有丰富藏传佛教传统。

(三)保护现状

1. 传承人保护现状　尼玛次仁、索朗其美、嘎务、多吉四位为"拉萨北派藏医水银洗炼法"国家级代表性传承人,均为保护单位西藏藏医学院职工,均由措如·才朗教授传授,在藏医药学多个领域具有很深的造诣,掌握并传承水银洗炼法的技术精髓。每位国家级代表性传承人从国家获得传承补贴每人每年 5 000 元。作为该项目的传承人,他们富有自豪感,并有传承意愿。遴选弟子的标准是具有良好的医风医德,学风端正,吃苦耐劳,并热爱藏医学,藏语文和藏医药学的基础要好,嘎务还要求传承人是男性。四位老师都有多名弟子,其中家族成员很少,因为保护单位的学院体制,弟子大多具有该院本科生或研究生学历,还没有专门针对非物质文化遗产认定专门的传承人弟子。传承方式注意理论与实践相结合,利用课堂教学传授藏医药理论,在传承人的带领下,在历次大规模的水银洗炼过程中,弟子充分参与了操作过程,通过实践,弟子们获得了水银洗炼法的传授,成为水银洗炼的骨干力量。

2. 项目保护现状 "拉萨北派藏医水银洗炼法"项目为加工炮制类藏医药项目,保护单位和申报单位一致,均为西藏藏医学院,单位性质为国家事业单位。进入国家级名录后,西藏藏医学院举行了项目标牌授予仪式,并将标牌悬挂于保护单位显著位置。保护单位西藏藏医学院成立了由尼玛次仁院长任组长的非物质文化遗产保护领导小组,领导开展保护工作,下辖非物质文化遗产保护办公室,设在院图书网络文物中心,负责日常事务,现有兼职工作人员四名。国家拨给该项目保护经费每年 80 000 元。

该项目依托学院现有教学体制,在本科生和研究生中开展教育工作,编写了一套关于水银洗炼法的教材,向本科生和研究生开设了相关课程,这套教材在 2010 年荣获教育部教学成果二等奖。西藏藏医学院在藏药炮制实验室和附属药厂开辟了传习和生产场所,开展水银洗炼工作,生产工具和设备有所创新和改良,保持了传统的原料和生产工艺。

该项目 2006 年进入国家级非物质文化遗产保护名录以来,至 2010 年先后进行了六次大规模的水银洗炼活动,相关专业本科生、研究生在传承人的带领下,充分参与了操作过程,通过实践,获得了水银洗炼法的传授。这一活动是传承活动,培养了有实践经验的传承人才,同时也是生产活动,水银洗炼的产品"佐塔",作为附属药厂的珍贵原料药物用于生产藏药珍宝类药物的配方使用。

西藏藏医学院重视并收集了水银洗炼法的相关资料、记录,进行了整理研究,撰写了《藏药水银加工洗炼法实践论》《水银洗炼法》等专著、教材,妥善保存了相关古籍文献,同时注意收集保存水银洗炼法相关传统工具、原料。

第三节 中医传统制剂

一、东阿阿胶制作技艺

"东阿阿胶制作技艺"隶属于第二批国家级非物质文化遗产保护名录,2008 年 6 月 7 日公布,属于传统医药类中医传统制剂方法。本项目申报单位与保护单位为东阿阿胶股份有限公司与山东福胶集团有限公司。

东阿阿胶历史悠久,东阿县是阿胶发源地和主产区,有 2 500 余年的历史。早在东汉时期成书的《神农本草经》,即将阿胶列为上品;南朝陶弘景曾经对阿胶释义为:"出东阿,故名阿胶。"历代以来,阿胶被当成养生食品与临床补益类的重要药物而被广泛应用;在长期的实践活动中还形成了一套特殊炮制加工技艺,赋予了阿胶独特的文化内涵。

(一)所在地区概况

东阿县地处鲁西平原,黄河之滨,东经 116°12′~116°33′、北纬 36°07′~36°33′,属温带季风大陆性气候,四季分明,年平均气温 14.4 摄氏度,年平均相对湿度 64.6%,平均年降水量 563.3 毫米,年平均日照 2 300 小时。

东阿县历史悠久,据《泰安府志》记载,秦代时东阿属东郡,至西汉时期设立了东阿县。境内尚有大汶口文化、龙山文化、邓庙石刻造像、梵呗寺、静觉寺等文化遗迹。东阿县最重要的资源之一就是地下水,其水质特优,此水系泰山、太行山脉汇合处产生的一股地下潜流。1981 年山东东阿阿胶厂联合山东省水文地质队、山东大学等科研单位,对东阿县的地下水质进行了全面系统的勘察,化验得知,其水富含钾、钠、钙、镁、铁、锌、银等 20 余种益于人体健康的微量元素及矿物质,比重高达 1.003 8。故其成为阿胶生产的重要原料,是"东阿阿胶制作技艺"的重要组成成分。

(二)项目历史发展与现状

东阿县有中国阿胶之乡的美誉,实际上东阿县作为阿胶产地是经过历史变迁而来的。2 000 多年以来,东阿县址经历了多次变迁,先后有阳谷县阿城、平阴县旧城、平阴大吉城、阳谷县旧城、平阴县东阿镇。政治中心的迁移是东阿县成为历史上乃至今天阿胶生产中心的根本原因。

有学者考证，著名的"阿井"原在古东阿县城以北，即今之阳谷县阿城镇，亦即是阿胶的最初产地。东阿县的政治中心于明洪武八年(1375)迁移至东阿镇，自此以后历时570多年，东阿镇即作为东阿县的县址。至中华人民共和国成立初期，东阿县府所在地迁至铜城镇至今，而东阿镇以黄河为界划归平阴县。又据《济南市志》记载，清代中叶以前，阿胶原产地系东阿县。清代中叶以后，阿胶制作中心移至济南，其原因在于当时阿井淤塞失修。济南有"平地浦出白玉壶"的趵突泉之水，同属济水一系，故水质亦较重，清洁甘美，适宜于煮胶。

据考，1810年，东阿县岳家庄张顺最先开办和顺堂，年产阿胶1 000千克，销往祁州、济宁、江浙一带。后来岳家庄又出现了宏济堂、德成堂、魁兴堂、同兴堂、延年堂等十七家作坊。1841年，东阿县官方监制的方单(即阿胶说明书)重刊，各堂开始由生产加工转向经营，外地来购者"每岁络绎不绝，南北省行销数十万元"。

清乾隆至嘉庆年间，东阿岳各庄一带农民应聘来济南东流水街(距趵突泉主流河旁50米)正式设立了小型阿胶作坊。清道光甲辰年(1844)中医赵树堂最初向作坊订制阿胶加盖自己牌号，包装运销河北祁州药会及京津等地。后来赵树堂自己开设"宏济堂阿胶厂"，他所生产的阿胶也以选料讲究、加工精细逐渐形成其传统特色而誉满中外。阿胶按其配方分为"福""禄""寿""财""喜"五个牌号。其中"福"字牌阿胶尤为闻名。1914年"宏济堂"阿胶在山东物品展览会上获优等褒奖金牌，1915年获巴拿马国际博览会的"金龙奖"，在1933年铁道部出口货品展览会又获奖牌。1950年，在赵树堂之重孙经营期间，试验成功了以煤炭代替桑木材熬胶，这在阿胶生产史上十三个，其中东阿县七个。

中华人民共和国成立后，国家把分散熬胶作坊组织起来，先后建立了济南宏济、平阴县卫生局、东阿卫生局和阳谷县药材公司所属四处阿胶厂。1952年，在东阿镇一带"树德堂""怀仁堂"等几家制胶作坊基础上，合并成立了山东平阴东阿镇阿胶厂。厂址在东阿镇东城内的一条小巷内。生产系手工操作，劳动强度大;制胶工艺仍遵循古法，不敢贸然更改。1958年该厂由东城内迁移到城南狮耳山下之狼溪河畔，充分利用了当地的独特水质。

1968 年,宏济堂阿胶厂并入该厂,遂改名为山东平阴阿胶厂,后来分为平阴
与东阿两处阿胶厂。

1974 年贯彻执行国务院国发〔1973〕121 号文件批转《关于改进中成药
质量的报告》以来,山东省对平阴和东阿两个阿胶厂又进行了重点改造,投资
扩建了生产车间,增添了机械设备,使阿胶生产逐步实现机械化和半机械化。

1993 年山东东阿阿胶厂由国有企业改制为股份制企业,即山东东阿阿
胶股份有限公司。1996 年成为上市公司,同年 7 月 29 日,"东阿阿胶"A 股
股票在深交所挂牌上市,系国内最大的阿胶及系列产品生产企业。

(三)传承谱系

2009 年 5 月 26 日,文化部公布了第三批国家级非物质文化遗产项目代
表性传承人名单,东阿阿胶股份有限公司的秦玉峰与山东福胶集团有限公
司的杨福安为"东阿阿胶制作技艺"的代表性传承人。其中,秦玉峰一系的
传承谱系自第一代刘延波于清代嘉庆五年(1801)首创立同兴堂以来,迄今
已逾两百多年,共传九代。该项目的传承特点为家族传承与师带徒传承相
结合模式,东阿阿胶博物馆初步考释"东阿阿胶制作技艺"(九九炼胶法)传
承谱系见表 6-4。

表 6-4　东阿阿胶制作技艺传承谱系

代别	传人梯队姓名	时间	传承载体
第一代	刘延波	1801 年(嘉庆五年)	同兴堂(首创)
第二代	刘玉节	1820 年(道光元年)	不详
	刘玉梅	不详	不详
第三代	刘广泉	不详	不详
	刘广明	不详	不详
第四代	刘怀贤	1845 年(道光二十五年)	不详
	刘怀安	不详	不详
	刘怀清	不详	不详
	刘占江	1866 年(同治六年)	不详
	刘占芳	不详	不详
	刘占和	不详	不详
	赵光学	1913 年	宏济堂

续表 6-4

代别	传人梯队姓名	时间	传承载体
第五代	赵吉稳	不详	不详
	赵吉堂	不详	不详
	赵吉田	不详	不详
	赵吉珠	不详	不详
	赵吉孔	不详	不详
	赵吉龙	不详	不详
第六代	赵锡寅	1928 年	裕德堂
	刘绪香	1952 年	东阿阿胶厂
	赵广恩	1920 年	东阿阿胶厂
	臧立法	1935 年	东阿阿胶厂
	肖纯绪	1930 年	东阿阿胶厂
第七代	赵明岐	不详	东阿阿胶厂
	柳汝清	不详	东阿阿胶厂
	杨庆芝	1927 年	东阿阿胶厂
	战全兴	1951 年	东阿阿胶厂
	刘维志	1941 年	东阿阿胶厂
	章安	不详	1968 年毕业于莱阳农学院
	秦玉峰	1958 年	山东东阿阿胶股份有限公司（1996 年改制为上市公司）
	臧绪岱	1956 年	山东东阿阿胶股份有限公司
第八代	吴怀峰	1962 年	山东东阿阿胶股份有限公司
	徐守忠	1952 年	山东东阿阿胶股份有限公司
	王牛诚	不详	山东东阿阿胶股份有限公司
	李世忠	1963 年	山东东阿阿胶股份有限公司
	尤金花	1963 年	山东东阿阿胶股份有限公司
第九代	郑庆泽	不详	炼胶工

注:各代传人中排名第一者为主要传承人。又按:博物馆传承谱系表中提示以刘维志为第七代传承人,此处按课题组调研所得改为刘绪香。需要指出的是从第五代刘占江传至第六代赵锡寅,出现了通过赵氏隔代传承的现象。

（四）项目文化内涵

从中国古代科学技术史角度来看，"东阿阿胶制作技艺"传承了古代医学养生学知识与古人煮胶制药工艺，是传统医学、服食技术与药物炮制技术的综合体现。

早在《五十二病方》中，就出现了煮动物胶作为药用的工艺。《神农本草经》载有白胶（鹿角胶）、阿胶，二者均被列为药物及服食上品。关于阿胶的命名，南朝陶弘景说："出东阿，故曰阿胶也。"此外，"傅致胶""盆覆胶"别名，亦体现了阿胶制作工艺的文化内涵。传说阿胶的发明人是傅致和尚，故取名傅致胶。"盆覆胶"取名于凝胶的过程。《齐民要术》中记载："用盆凝胶后，合盆于席上。"经过历代演变，至明清时期形成了"东阿阿胶制作技艺"，传承至今。

阿胶作为养性延命服食药物，传承了传统医学通过服食改变体质、延年益寿的思想观念。曹植《飞龙篇》云："授我仙药，神皇所造，教我服食，还精补脑。寿同金石，永世难老。"其中所称的"仙药"就是指阿胶。

阿胶制作工艺对制胶原料的选择，反映了传统医学中天一生水的生命哲学观念。从中医学五行五脏相应的思想出发，肾应北方，其色黑；以此类比，黑驴皮所制成的阿胶，亦应能入肾，故能滋补人体之肾阴。历代服食经验亦证明，服食东阿阿胶能够辅助人体的真阴滋生，长养真阳，从而以达到养性延命的目的。

（五）项目内容

"东阿阿胶制作技艺"由东阿地区（主要包括现今的东阿县、平阴县）驴皮、东阿地区井水以及一整套传统制作技艺构成，其中制胶技艺是核心。本项目需要保护的核心包括两个层面，即有形的物质，指阿胶原料驴皮、东阿地下水，以及无形的技术层面，即阿胶传统生产技艺工艺。

首先，制胶原料驴皮的选材是否精品，是阿胶产品能否成为精品之关键所在。传统工艺以冬季熬制驴皮为上，俗称冬板，而春秋两季次之，并且以黑驴皮为最佳。20世纪80年代初，有学者调查当地有制胶实践的群众，他们均称黑驴皮皮板较杂色驴皮厚，出胶多，并指出可能是因为黑色驴皮吸收阳光多，代谢旺盛，故所含有机成分高而品质优良。

其次，东阿地下水（阿井水）是东阿阿胶特色产品生产中不可或缺的因素。据现代学者研究,阿井水中钙、钾、镁、钠等矿物质含量极为丰富,故色绿质重(比重 1.002 8 ~ 1.003 6),每担阿井水比普通河水或井水约重 1 500 克。研究者认为阿井水这一特性不仅能够使其在熬煮胶过程中把杂质和漂浮物除去,同时还能为人体提供一些所需的微量元素。

东阿阿胶制作技艺从原料加工到成胶全过程共有五十多道工序,主要包括原料选取、熬制方法、火候掌握、配料使用、成分控制等方面。具体有泡皮、切皮、化皮、熬汁、浓缩、凝胶、切胶、晾胶、擦胶等环节,完全为手工操作。第八代传承人秦玉峰认为其中熬胶、晾胶两道工序要求甚高,也是影响胶品质量的关键所在。核心技术为熬胶之火候,有"熬胶容易收胶难"之称,火候的把握需要制胶者有相当的经验才能控制好。此外,有些关键的制备要点,是历代以来制胶经验的结晶,难以用文字表述,需要依靠师徒之间言传身教,并在实践中领悟。代表性传承人秦玉峰主持编写了《阿胶生产工艺规程》和《阿胶生产岗位操作法》,被列为国家级保密工艺。

(六)保护现状

1. 传承人保护现状　针对传承人保护,项目持有单位已经组织普查了健在老药师,并确定了传承人以师带徒方式传承技艺。目前,已经通过这一方式培养了阿胶传统技艺操作技术人员近百名,其中传承人秦玉峰正以师带徒的方式培养三名由单位推荐的弟子,并已拟定郑庆泽作为第九代传人。

保护单位初步确立了以技艺、健康状况、品行为标准的传承人遴选制度,并建立定期考核制度。对传承人予以资金支持,并配给固定的传习场所。传习场所约 2 300 平方米;设备包括投影仪、培训室电脑配备、课桌、椅子、教板、熬胶锅、熬胶铲、瓢、打沫拐子等。此外,每年向公众免费开放参观公司,举办阿胶养生健康讲座、义诊等活动,通过以上活动实现传承人的保护与培养。

2. 传承项目保护现状　近年来,随着社会养生需求的不断扩大,作为养生妙药的阿胶产品价值得以提升,书方文化得到推广。各级政府部门与相关单位也给予了申报单位相应的支持,对"东阿阿胶制作技艺"项目的保护也给予重视,东阿阿胶股份有限公司的信誉得到社会认可。

保存方面,保护单位主要以书面或实物的形式建立"东阿阿胶制作技艺"档案库,包括申报以及县、市、省、国家对"东阿阿胶制作技艺"认定的书面资料,对生产九朝贡胶整个过程进行公证,各类阿胶文化活动的纪要、记录以及视频资料等。

保护层面,体现为保护单位与传承主体的一系列实际行动,包括主体的传承行为、文化活动、媒体与网络传播活动等方面,主要有以下活动。

兴建博物馆。2002年10月26日,建成中国首家阿胶博物馆。博物馆主要通过历史还原的方式每年开展巡回展,向群众与社会介绍阿胶文化,主要包括还原阿胶制作的工艺流程、展示历史上的阿胶实物、阿胶生产与销售的文献、阿胶在中医药上的运用、阿胶服食的验证、图片资料、视频轮播等。

每年冬至举办文化节,弘扬阿胶文化。例如,申报单位在积极申报"东阿阿胶制作技艺"作为国家非物质文化遗产的同时,就通过举办"阿胶文化节"以传播"东阿阿胶制作技艺",并于2007年12月22日举办了首届中国东阿阿胶文化节。2008年进入国家级非物质文化遗产保护名录以来,又成功举办了三届,即2008年12月21日首届中国东阿阿胶文化节、2009年12月22日首届中国冬至膏滋节暨东阿阿胶文化节、2010年12月22日第二届中国冬至膏滋节暨东阿阿胶文化节。

修建了阿胶养生文化苑,文化苑集阿胶文物展示、古方生产、养生体验等功能为一体,包括阿胶古方生产线、阿胶养生坊、中医文化体验中心等五个部分,共计二十余个模块。

与中联药膳食疗协会、全国部分中医治未病医疗单位合作,成立了中华中医药学会膏方养生专业委员会,开发了阿胶膏方、食疗方、阿胶菜系、阿胶养生饮品、阿胶养生粥品等健康干预服务产品等。在济南、北京等地建立阿胶养颜养生馆。

建立了阿胶宣传网站、论坛,通过网络平台宣传东阿阿胶医药养生文化。与烟台张裕、上海中医药大学等非物质文化遗产传承单位进行联合展出宣传。

进行专题科研开发。其中,"阿胶软胶囊的研制开发"列入国家"十一五"国际科技合作项目,"阿胶质量标准研究"列入山东省中药现代化重大专项,"对阿胶及其原料驴皮中主要活性物质和有效成分的研究"(博士后课题)被列入山东省博士后创新项目。

在国内建设多家毛驴养殖示范基地,以保障驴皮资源,为实现阿胶产业可持续发展提供保障。

二、龟龄集、定坤丹制作技艺

山西广誉远始创于明嘉靖二十年(1541),距今已有 470 多年的历史,是中国现存历史最悠久的药号。广誉远由明代广盛号药店发展而来,先后历经了广盛号、广源兴、广升聚、广升蔚、广升誉、广升远、山西中药厂、山西广誉远等十几个商号更迭,曾与北京同仁堂(1669 年创建)、杭州胡庆馀堂(1874 年开张)、广州的陈李济并誉为"清代四大药店",现为商务部首批"中华老字号"企业。

山西广誉远生产的龟龄集与定坤丹,其处方工艺在国内外久享盛誉,屡获国际和国家名牌产品等殊荣。龟龄集曾被乾隆皇帝称为"不可一日不用"之品,是我国流传至今保存完好的中药复方升炼剂代表。定坤丹则被称为"宫闱圣药",是"古方所未备,珍秘而不传"的妇科综合治疗制剂。这两种产品现为"国家保密品种",列入"国家基本用药目录""国家中药保护品种"。

2009 年 5 月 26 日,龟龄集制作技艺被列入第三批国家级非物质文化遗产保护名录,保护单位为太谷县传统医药研究会,杨巨奎、柳惠武为国家级代表性传承人。

2011 年 5 月 23 日,定坤丹制作技艺被列入第三批国家级非物质文化遗产保护名录,保护单位为山西广誉远国药有限公司,柳惠武为国家级代表性传承人。

(一)所在地区概况

广誉远所在地为山西省太谷县,位于山西省晋中市盆地东北部,东南山峦起伏,西北地势平坦,襟榆社而带祁县,依清徐而傍榆次。距山西省会太原仅 60 千米,属暖温带大陆性气候,气候温和,年均气温 9.8 摄氏度,无霜期 175 天,降雨量 462.9 毫米。早在汉代,便有太谷的记载,《后汉书·桓冯传》谓:"上党见围,不窥太谷。"《水经注》记载:"侯甲水又西北历宜岁郊,经太谷,谓之太谷水,出谷西北流。"《元和郡县志》等文献曰:"以县西南有太谷,故名。"清《太谷县志》释为"太行之谷"。

太谷地处晋中,交通便利,物产富庶,是晋商文化的重要发源地。明中叶太谷就是全国商业集散中心之一,素有"小北京""旱码头"之称。清代山西票号的兴起,使太谷及周边县市成为全国汇兑中心,"广帮"即广升远、广升誉以其雄厚的实力汇通天下药材,仅乾隆年间太谷就有 170 多个商号。清代道光二十二年(1842年)《太谷重修大观楼捐银碑》载,仅药材行就有广升远、广升誉、广益义、广懋兴、广源兴等二十余家,批发业务遍及全国各地,传承至今。据《当代中国的医药事业》研究认为,早在明代嘉靖二十年(1541年),太谷城内钱市巷开设的"广盛号"药店,已开始升炼宫廷名药龟龄集。

太谷县在商周时曾为箕子封地,春秋时期为晋国大夫阳处父的封邑,西汉因置阳邑县,隋开皇十八年(598年)改名太谷,唐武德三年(620年)太谷、祁县合并置太州,六年废州复县。原太谷县治在今阳邑村,至今已有1400余年的历史。据《太谷县志》载,自晋代至晚清,太谷城内就建有祠、庙、观等二十七处,建有状元、进士、举人及节孝牌坊二十余处。此外,太谷书画、武术、秧歌等民间艺术也享誉全国,历史上有盛唐诗人白居易、华北名笔赵铁山、近代"四大家族"之一的孔祥熙、形意拳宗师车毅斋等文化名人。以广誉远前身广升远为代表的山西商号和以协成乾、志诚信为代表的票号,始终以诚实、守信作为经商理念,太谷商业文化形成了独有的"太谷标""太谷周行镜宝"等。光绪三十年(1904年)山西督府组建山西省总商会时,将会府设在太谷,直到辛亥革命后,山西总商会才迁入太原。

由于太谷自然环境良好,药材资源丰富,水质清洁,富含多种矿物质,有浓厚的中医药文化传统及历史悠久的医药制造产业,加之晋商文化造就的太谷富户集中,对健康和医药的需求迫切,孕育了太谷医药行业。晋商文化不仅促进了山西商业的发展,也培育出了适宜龟龄集、定坤丹等中医药产品长足发展的文化土壤。

(二)传承谱系

1.龟龄集传承谱系　龟龄集早期升炼传人已无从考证,现今可知的传承人为楚效关、柳子俊(全国劳模)、杨巨奎、宋应龙(全省劳模)、柳惠武,见表6-5。

表6-5　龟龄集制作升炼工艺传承人谱系

代别	姓名	生卒年	文化程度	传承方式	学艺时间	居址
中华人民共和国成立前	楚效关	1903—1952	不详	师徒相传	不详	山西交城
	柳子俊	1923—2019	不详	师徒相传	不详	山西榆次
中华人民共和国成立后	杨巨奎	1933—2020	不详	师徒相传	不详	山西太谷
	宋应龙	1936—	不详	师徒相传	不详	山西汾阳
	柳惠武	1955—	不详	师徒相传	不详	山西榆次

2.定坤丹传承谱系　定坤丹由山西太谷人孙廷夔带回太谷,后孙氏家境中落,保元堂倒闭,定坤丹流入广升聚配制,并作为商品开始流传。广升聚发展七十多年,在全国各地设立分号,使定坤丹名播四方。后广升聚改组为广升蔚。广升蔚又分为广升蔚、广升远两家。其中广升远发展迅速,在广州、香港等地设有分号,以批发药材为主,兼向南洋一带推销自制成药,使"远"字定坤丹名扬海外。广升蔚改号广升誉,集中力量专制成药,使"誉"字定坤丹名驰三晋。中华人民共和国成立后,生产定坤丹的"两广升"悉数并入广誉远,广誉远成为唯一生产定坤丹的厂家。"两广升"所产定坤丹,各药含量比重及剂型稍有不同,但人各取所长,形成今天的处方及工艺。中华人民共和国成立后定坤丹制作技艺由柳子俊传至宋应龙,宋应龙传技柳惠武(柳子俊之子),现在新一代传承人为李建春(表6-6)。

表6-6　定坤丹制作升炼工艺传承人谱系

姓名	生卒年	文化程度	传承方式	学艺时间	居址
宋应龙	1936—	不详	师徒相传	不详	山西汾阳
柳惠武	1955—	大专	师徒相传	1971 年	山西榆次
李建春	1966—	不详	师徒相传	不详	山西太谷

(三)文化内涵

1.龟龄集主要文化内涵　龟龄集是我国古代养生抗衰老方剂,是中华药学文化的宝贵遗产,是古代医学家集体智慧的结晶。龟龄集吸收了中国古代历史文化精髓,在整个升炼过程中,巧妙地融汇了传统"五行学说"(金、木、水、火、土)和"五味学说"(酸、甜、苦、辣、咸),其制作工艺精妙,堪称绝技。龟龄集具有 470 多年悠久的历史,明清帝王视龟龄集为圣药,长期服用,皆有良效。

龟龄集从产生到流传民间,历经四个多世纪的漫长岁月,其以独特的配方和稳定的功效,代代传承至今日,与其疗效可靠密不可分。提及我国中药领域中药复方升炼剂独特的生产工艺,龟龄集可谓一枝独秀,其99道炮制工序完整地保留了我国传统中药复方升炼独门技术和独特的传统剂型。龟龄集被列为内服益寿首选方剂。经临床验证,龟龄集有固根、强肾、健脑、延缓衰老等功效,融汇传统中药之精华。能延缓人体衰老、恢复机体功能、增强人体免疫力。龟龄集功效卓著,处方、工艺技术保密,有独特性和唯一性。龟龄集为国家级保密处方和工艺技术,2000年被列为国家中药保护品种。

自代多位党和国家领导人先后对龟龄集的生产工艺进行考察和指导,对之评价甚高。1986年,由于服用龟龄集,中国第三次南极科学考察的100余名队员迅速消除了疲劳,恢复了体力,为胜利完成中国历史上重要的航海考察再建奇功。总之,龟龄集在古今人类战胜疾病历史上,具有丰富的文化与社会价值。

2. 定坤丹文化内涵　定坤丹炮制手法独特,许多炮制手段为定坤丹所独有,如干姜制炭后药性的掌握;如熟地的九蒸九晒,名曰"九蒸纯性"。经过炮制的熟地油润光泽、质地柔软、细腻丰满,折断后断面呈黑透光亮,表里色泽完全一致,具有特殊药效。这些工艺无理化指标,全凭经验掌握。定坤丹属于"古方所未备,珍秘而不传"的保密品种,长期以来,定坤丹生产技艺全靠师徒传承,世代相传,通过较好的悟性和长期实践才能掌握,难于用言语表述。定坤丹中的人参与五灵脂,从中医药配伍禁忌来说属于"相畏"的两味药物,却在此方中共用。经两百多年疗效证明,其具有神奇的治疗效果,被称为组方配伍的经典之作。

定坤丹药丸滋润光滑,剖开后断面色泽纯正细腻,无碜口变硬现象。定坤丹由于用料珍奇,处方奇妙,制作考究,因而治疗范围非常广泛。它广泛运用于妇科疾病,近年来,亦有用于治疗男科疾病。定坤丹方中的人参与五灵脂共同配伍为这一传统名药披上了一件神秘的面纱。按照中医中药理论,人参与五灵脂属于"相畏"的两种药材,是不可配伍使用的,这一配伍背后的奥妙还有待进一步发掘。定坤丹生产工艺复杂而独特,尤其是其炮制及挂蜡工艺,是其他同类生产工艺难以比拟的。这些生产技艺是中国劳动人民长期的智慧结晶,且难以为现代技术所替代,是宝贵的历史遗产。定坤丹以其广泛的治疗范围被称为妇科综合治疗制剂的代表,具有美容及保健作用。随着现代临床的不断发现,其应用价值非常可观。

定坤丹在其长久的生产流传中,享誉海内外,拥有一代代的受益者,是山西省标志性名牌产品。它于2005年取得科技部、国家安全局联合认定的秘密级保密处方及工艺技术保护资格。

(四)内容

1.龟龄集基本内容 龟龄集为历代皇宫内廷专用精品。龟龄集的炮制是古代道士为求长寿采用炼丹术制成并流传下来的唯一内用丹药。这种炉鼎升炼之选料二十八味,应合二十八星宿,其中天冬、地黄、人参暗应天、地、人三才合一。龟龄集是我国唯一现存的中药复方升炼剂,在过去的数百年间,其升炼工具一直沿用"泥锡锅",也称"老君炼丹炉"。

制作方法:用大铁锅一口,先在锅内铺泥约五寸(1寸=10/3厘米),风干后上面放置预制锡锅一个(锡锅内径约六寸,高约十二寸,比装药粉的银锅直径和高度约加大一寸左右,银锅厚度八分),在银锅外围抹成陡坡状泥壁,泥壁底沿厚约三寸,上口厚约一寸。抹成后晾晒干透即成。升炼时木炭在此泥锡锅底下燃烧,火力透过铁、泥、锡各层,导致银锅内部(在此期间,升炼温度完全靠师傅的经验掌握)。升炼时间为36天,期满,剥取银锅外面泥层,出药后晾木盘内,冷却后过箩,装瓷罐,封口,储存,用时取出包装。

电子数控电升炉,20世纪70年代,在我国著名数学家华罗庚的指导下,龟龄集升炼大师与太原工学院专家们共同研制成功的我国第一台龟龄集升炼设备,电子工业首次应用到传统中药制药技术上来,更新了延续数百年来的古老升炼技艺,实现了升炼过程的自动化,年生产能力由原来的60万瓶猛增到400万瓶,龟龄集数控电升炉的科研成果在1978年全国科学大会上受到表彰。

龟龄集由28味地道珍贵药材升炼而成。鹿茸、海马、肉苁蓉、补骨脂、锁阳、淫羊藿、麻雀脑、蚕蛾、石燕、蜻蜓、硫黄、细辛、附子补肾壮阳;熟地黄、生地黄、天冬、枸杞子、菟丝子滋肾填精;杜仲、牛膝强腰壮筋;人参大补元气;急性子、穿山甲活血通络;朱砂宁心安神;丁香、砂仁行气醒脾;甘草和中调药;大青盐引药入肾。综合全方,阴阳互根,气血双补,温而不燥,滋而不腻,补而不滞,补行兼施,适宜长期服用。因其传承久远,药物特异,处方严谨,配方珍奇,炮制组合奇妙,升炼技术精湛,工艺独特,历经四个多世纪的实践,具有补脑、益髓、行阳、滋肾、调整神经、延年益寿等效果,被我国古今医学界誉为"补王龟龄集"。

2.定坤丹基本内容 定坤丹由人参、鹿茸、西红花、当归、熟地、三七、白术、枸杞、元胡、香附等二十多种名贵药材组方,每味药材都须经不同的炮制方法进行炮制,再经粉碎、合坨、制丸、挂蜡等工艺制成,每道工序都有特别的讲究。

每味药材都使用独特的炮制方法,包括煨、炙、炒、蒸、煅等。炮制用辅料也丰富多样,有黄酒、醋、蜂蜜、童便等。炮制,主要包括细研。先将草药一次粉碎,再将细料研细后掺入,使细度达到100以上,混合均匀。炼蜜,老嫩特别重要,而且全靠经验把握。合坨制丸,主要有吃蜜、和坨、"打百蜜"、"圈百日"、晾坨、搓条、制丸、选丸等。挂蜡,主要有扣壳、化蜡、吊蜡、成形、选丸等,要求蜡丸光滑,厚薄均匀,针孔无外露。

制作定坤丹的主要器具有炮制工具(闷药池、蒸制瓦罐、煅炭锅、炒药锅、切药机、辗药机等),合坨工具(炼蜜锅、和药器、石案、重锤、瓷罐等),制丸工具(搓条板、推丸模、晾丸罐、选丸台等),挂蜡工具(化蜡锅、扎丸器、冷却池),包装工具(木案、镇板、裁剪纸刀等)。其中,炮制用煅炭锅,依古法而制,耐高温而热量高,可使所煅干姜炭而存性;推丸模,长50厘米,宽45厘米,厚度4厘米,模具平面有10~15条半圆形水槽,模具分上下两组,制作丸药时,在模具上涂抹少许香油,将搓好的药条置于模具上,填实半圆形水槽,然后用另一片模具合拢挤压,逐个切割制丸。要求大小均一,重量相差无几,须特殊的手工技艺;挂蜡技术十分讲究火候与手法,蜡的温度过高或过低,都无法完成挂蜡工艺,所制蜡丸厚薄均匀,光滑细致,属于几百年密而不传的绝技。

(五)保护现状

1.龟龄集保护现状　已采取的保护措施:2006年5月16日,经科技部和国家保密局审核,龟龄集处方和工艺技术被列为国家级秘密技术。由太谷县传统医药研究会牵头,已着手筹备太谷传统医药历史文化展览室,集中反映龟龄集深厚的历史文化内涵。由中央电视台协助拍摄的大型电视专题片《中华特色药——龟龄集》已完成。由我国著名清宫医学专家陈可冀教授主编的历史画册《龟龄集465年》2009年正式发行。2006年7月,龟龄集生产企业山西广誉远国药有限公司已向商务部申请中华老字号保护。8月30日,商务部发表公告,该企业正式入选全国首批中华老字号。2006年9月,山西省工商局、晋中市工商局联合为龟龄集申报中国驰名商标。

2.定坤丹保护现状　已采取的保护措施:以培训及认定的办法培养传承人,不断形成传承人受重视与保护的企业地位。在世界卫生组织关于食药生产与质量管理认证标准(GMP)允许的范围内,最大限度地保留传统工艺精华,如手工吊蜡及药材的尊古炮制。定坤丹以节略版形式进入中国药典,不仅保证了处方及工艺的保密性,而且使其有了最高的质量标准。定坤丹申报并取得科技部、国家安全局联合认定的秘密级保密处方及工艺技术保护资格,为定坤丹的全面保护提供了法律保障。为解决定坤丹原料短缺问题及保证产品所用原药材的质量,传承者尝试建立了药材养植(殖)基地。根据定坤丹文化背景修建了定坤丹文化园林,强化了定坤丹制作的传统特色及制作要求。在筹备龟龄集历史文化博物馆的基础上,增设"定坤丹历史文化展室和专柜",以馆中馆的形式再现定坤丹深厚的历史文化底蕴。已向商务部递交申请保护百年老店中华老字号和太谷传统名药定坤丹、龟龄集品牌的综合文本。2006 年 9 月,山西省工商行政管理局、晋中市工商行政管理局联合为定坤丹申报中国驰名商标。

第四节　正骨疗法

一、宫廷正骨疗法

"宫廷正骨"是以清代专治跌打损伤为基础、以手法治疗为主、辅以中医中药及中医器具的纯中医疗法。通过多代宫廷御医及现代医师的不断继承和发展而形成的独特骨伤疗法之一。"宫廷正骨"的主要手法特点是"机触于外,巧生于内,手随心转,法从手出",它的主要服务对象为清宫皇室,与民间正骨手法比较,尤以"轻、柔、透、巧"见长。

"宫廷正骨(上驷院绰班处)",2007 年被列入北京市级非物质文化遗产重点保护项目,2008 年被国务院公布为第二批国家级非物质文化遗产保护名录。国家级代表性传承人为刘钢。

(一)所在地区概况

"宫廷正骨(上驷院绰班处)"是以清朝故宫内上驷院绰班处壬骨科为基础发展起来的骨伤疗法。据史料记载,已有四百余年的历史。北京一直是中国北方重镇和地方政权都城,自金代起历经元、明、清四朝以及至今,均以此地为首都,前后历经850 余年。清朝定都北京后,内务府在故宫内开设上驷院,院内有负责正骨按摩的蒙古医生,这些蒙古医生所在医疗机构就称为

"绰班处"。保护单位护国寺中医院位于西城区,西城区是首都的中心城区,历史文化底蕴深厚。该中医院始建于 1952 年,是北京市成立最早的公立中医医疗机构之一,中医正骨科是院内重点专科,被北京市中医管理局定为北京市重点中医特色专科"北京市中医骨伤治疗中心建设单位","宫廷正骨"是该科室的主要诊疗特色。

(二)历史发展与现状

明末清初,战乱频仍,清兵入关问鼎,满蒙八旗兵多善骑射,经常发生坠仆跌折,关节脱臼,当时比较著名的医生是绰尔济的蒙古人,称为"蒙古医生"。公元 1644 年清朝建立,清宫内始设阿敦衙门,后来改为"上驷院"。康雍时期,上驷院的主要任务是为清朝宫廷及骑兵驯养马匹,蒙古医生也在上驷院的管辖范围内,其主要职责是为武官将领及骑兵治伤,尚未组成正式的医疗机构,医学理论与治疗手法均未形成。到乾隆初年,随着国家的稳定,经济文化的繁荣与发展,医疗技术和理论得到了提高,内务府对医疗机构做了整顿,尤其是对上驷院管辖内负责正骨按摩的蒙古医生给予高度重视,成立了专门医疗机构,这个机构在上驷院称为"绰班处"。道光初年,上驷院绰班处成为清朝宫廷大内的唯一骨科医疗机构,并进入全盛时期,学术思想和医疗技术日臻成熟,涌现了大批蒙、满、汉优秀骨伤科和按摩医生。其中最著名的是德寿田,其任蒙古医生长,满族人,生卒年不详。他是"宫廷正骨"可以追溯到的最早御医,桂祝峰为其嫡传弟子,桂祝峰再传弟子有夏锡五等人。清朝灭亡后,太医院解散,代表着国家医疗最高水平的医生不再被皇室专属,于是夏锡五等宫廷御医来到民间。中华人民共和国成立后,护国寺成立北京市第一门诊部,夏锡五在骨伤科亲自应诊,并传授了吴定寰、冯诩、郭宪和、周玉宗四位弟子。夏锡五去世后,这四位专家在护国寺中医院继续为广大患者服务,在他们的悉心指导传授下,护国寺中医院骨伤科全面继承了清代宫廷上驷院绰班处的正骨疗法,把内外用药、手法、夹板固定等治疗措施完整地继承传承了下来,并予以发扬发展。吴定寰为"宫廷正骨"的第四代传人,2008 年去世。他的弟子刘钢,现任护国寺中医院中医骨科主任医师,2009 年被认定为第三批国家级非物质文化遗产代表性传承人。

如今,"宫廷正骨"通过历代宫廷御医及现代医师不断发展,形成了独有的治疗体系。护国寺中医院以刘钢为主要传承人,在中医骨伤科领域内,总结前人经验,结合临床实际,取得了良好的疗效,对临床常见 20 余种骨科疾病进行了系统整理,因其手法具有"轻、柔、透、巧"的特点,符合现代人的就诊要求,受到广大患者的欢迎。

(三)传承谱系

据史料记载,"宫廷正骨(上驷院绰班处)"至今已传承五代,其中又以德寿田、杜祝峰、夏锡五、吴定寰、刘钢一脉五代人的传承体系最为完备。

吴定寰,主任医师,全国名老中医,"宫廷正骨"第四代传人。吴老早年从师于宫廷御医夏锡五,得其真传,对"宫廷正骨"的理论体系、临床正骨手法均有独特的见解和研究。他对中医骨科学中满、蒙正骨学造诣颇深,在他的指导下,护国寺中医院骨伤科全面继承了清代宫廷上驷院绰班处的正骨疗法,把内外用药、手法、夹板固定等治疗措施完整继承与发展。

刘钢,1978年从事中医正骨工作,1997年参加国家中医局组织的拜师会,成为全国名老中医吴定寰的徒弟。2000年,经国家中医药管理局组织专家考核、验收,批准出徒。现任中医骨伤科主任医师、教授、北京市中医骨伤治疗中心主任,是中华中医药学会骨伤分会委员和北京中医学会骨伤专业委员会副主任委员,2009年被认定为第三批国家级非物质文化遗产项目"宫廷正骨(上驷院绰班处)"代表性继承人。刘钢在学术上师古而不泥古,他博览群书,根据多年的临床经验,对中医正骨的治疗手法进行了不断改进和研究,使"宫廷正骨"手法更加完善和系统化。

(四)文化内涵

"宫廷正骨(上驷院绰班处)"起源于蒙医骨伤科技术,自乾隆时期开始得到统治者的重视,医疗技术和理论也得到了相应的发展与提高。清朝灭亡后,太医院解散,昔日宫廷御医流入民间,他们的出现增强了当时骨伤科的医疗实力,促进了正骨水平的提高,其文化内涵主要体现在以下两个方面。

1. 完善宫廷医疗文化体系　上驷院绰班处的"宫廷正骨"作为宫廷医疗体系中重要的一部分,不仅可以反映清代宫廷医疗水平,了解清代宫廷医疗文化,对现代医疗技术的提高和补充,亦有巨大的文化意义。

2. 完善现代骨科治疗体系　"宫廷正骨"在清朝一直以皇室王族为服务对象,自民国进入民间医疗体系,现已被纳入北京市医疗保险范畴。目前,我国医疗体系中的骨科分为西医和中医,西医骨科在治疗骨科疾病中具有一定的局限性,"宫廷正骨"可以弥补西医骨科的不足,是现代中医骨科防治的有益补充。

(五)保护现状

"宫廷正骨"自2007年被列入北京市级非物质文化遗产重点保护项目以来,项目总体保护状况良好,一方面是由于保护单位的大力支持,另一方面也得到了北京市政府和西城区政府非物质文化遗产保护体系的密切关注和高度重视。

1. 传承人保护现状 刘钢在获得认定后,对自己传承人的身份十分自豪,对"宫廷正骨"这个项目的荣誉感增强,希望将这项技艺长久传承下去,并呼吁有关部门能够大力推广。"宫廷正骨"是传统医学中不可分割的一部分,是护国寺中医院骨伤科的主要特色。目前,骨伤科的诊疗活动已被纳入北京市医疗保险,日门诊量达到40~50人,科室曾多次得到过文化部和北京市政府的资金支持。刘钢为传承人代表的"宫廷正骨"工作室,近年来,加大了对宫廷正骨学术思想的研究,积极参加有关部门组织的义诊和咨询活动,并接受媒体采访,广泛宣传宫廷正骨疗法。

作为传承人,在遴选弟子时,刘钢最关注的是医德。他多次强调,要热爱正骨工作,有悟性,才能将"宫廷正骨"项目的精髓继承下来。目前,他培养了20余名弟子,都有较好的医学基础,学习认真,有悟性,大约一半弟子是由他本人亲自选择的,其余为单位或相关部门推荐。评定为"宫廷正骨"的代表性传承人之后,刘钢认为自己的社会地位有所提高,对目前自己的生存状态较满意。

2. 传承项目保护现状 自2008年被列入国家级非物质文化遗产名录以来,护国寺中医院努力完善落实了《国家级非物质文化遗产申报书》中所提出的保护规划,主要包括以下几方面工作。

第一,医院先后投资50余万元成立了中医骨伤研究中心,添置了相应的电子设备和档案设备,并且有计划地每年追加适当资金,以鼓励传承人持续进行骨伤科相关研究。

第二,医院以刘钢为代表性传承人,为其配备了不同年龄段的徒弟,不断总结宫廷正骨疗法学术思想和临床经验,完善宫廷正骨学术体系。

第三,医院及科室还配备有专门人员从事名老中医学术经验总结,积累临床病案,总结提炼,完善宫廷正骨疗法的创新发展。

第四,医院通过向各级部门申请宫廷正骨相关课题,从多方位展现宫廷正骨的治疗规范,并在一定范围内予以推广。

目前"宫廷正骨"已建立了完整的传承梯队。传承主要采取讲课及带徒等方式,在传承过程中十分注意保持原真性和文化内涵,专门聘请老一辈的正骨专家采用传统教授方式进行现场授课,医院内部也制定了"师带徒"有关规定和要求,并制定了考核制度,来定期考核传承效果。北京市中医局对传统医学十分重视,加强对"宫廷正骨"保护力度的同时,广泛宣传,提高了"宫廷正骨"的知名度。患者通过媒体介绍、口口相传等途径了解和认识了"宫廷正骨"医术,就诊数量明显增加,医院收到了较好的社会和经济效益。

目前,"宫廷正骨"的发展尚存在不如人意的地方,原因是多方面的。"宫廷正骨"属于宫廷医疗的一部分,具有悠久的历史,而现代年轻人对传统文化普遍生疏,对中医正骨文化的接受有难度。"宫廷正骨"的临床用药遵循传统工艺,疗效好,但只能以院内制剂方式使用,不能得到广泛的推广。

二、罗氏正骨法

"罗氏正骨法"于2006年纳入第一批北京市朝阳区非物质文化遗产名录,2007年进入第一批北京市非物质文化遗产扩展项目名录,2008年进入第一批国家级非物质文化遗产扩展项目名录。2009年4月,罗金殿入选第三批国家级非物质文化遗产项目代表性传承人。

罗氏正骨法传承至今已有300余年的历史。罗氏正骨,在手法治疗复位扶正、接骨、续筋、固定和用药方面具有独到之处,是我国传统中医骨伤治疗的典型代表,与人民生活息息相关,受到群众的欢迎。因而具很高的人文价值与医学价值。

(一)所在地区概况

项目所在地区属于北京市朝阳区。北京市朝阳区文化委员会非常重视非物质文化遗产工作,在北京市较早开展了非物质文化遗产的申报与保护管理。2006年,启动并完成了朝阳区非物质文化遗产的普查;2007年开始申报北京市非物质文化遗产保护名录;2008年对进入的非物质文化遗产项目进行调研跟踪。根据调研结果,落实对传承人的各项保护措施,建立保护机制等,朝阳区对项目的申报与保护起到了积极推动作用。

（二）历史发展与现状

传统中医正骨学是一门独特专科医学，手法复位讲究骨当正、筋当顺、扶正复位为纲领。罗氏正骨法起源于河南省夏邑县罗楼村。罗氏家族是中医正骨世家，祖传至今已有 300 余年的历史，现已传至第八代。罗氏中医正骨的手法治疗复位扶正、接骨、续筋、固定和用药具有独到之处，以手法轻、诊断准、见效快闻名。

罗有明是罗氏正骨法的重要传人和杰出代表。罗有明自幼跟随祖母学习正骨医术，祖母卒后，随堂伯习针灸、方药。1921 年，17 岁的罗有明正式成为"罗氏正骨法"的第五代传人。18 岁时，罗有明嫁到王家，丈夫王志忠逃荒离家在外，参加了红军，在战斗中头、背部受伤。1948 年 2 月，王志忠所在部队将罗有明接到北京，安排在军队医院，任护理大夫。她随后与部队一起进驻华北通州北刘庄，尹各庄一带。中华人民共和国成立后，1950 年王志忠随部队调往北京，罗有明也随军队医院进驻北京东郊双桥池家窑，从此在双桥骨伤科当医生。罗有明 1956 年调北京市朝阳区双桥农场卫生所任骨伤科医生，1957 年调北京市朝阳区双桥卫生院。1968 年罗有明又在北京市朝阳区三间房卫生院任主治医师、骨伤研究小组负责人。罗有明乐善好施、救死扶伤、不求名利，其高超医术得到了群众的广泛赞誉，人们称她为"双桥老太太"，誉其为"接骨圣手""骨伤科圣手""仁心圣手""良医仁心"。

1985 年 7 月，遵照周总理生前对有关部门所作的"把罗有明的技术传下去"的指示，在原国家主席邓小平、李先念及原卫生部的亲自支持下，"罗有明中医骨伤科医院"正式开业，指定罗有明担任院长。这是以国建民营的方式（即行政上隶属于朝阳区卫生局，但以个人名字命名）成立的唯一一家非营利性医院。当时，传承人罗金殿任业务副院长。

然而，自 1985 年 7 月建院以来，罗有明中医骨伤科医院发展速度缓慢，不能适应新形势下医院的发展规划和患者的治疗需求。现在，罗氏正骨法和罗有明中医骨伤科医院面临着困难和压力。鉴于此，对"罗氏正骨法"进行非物质文化遗产保护。自"罗氏正骨法"被认定为国家级代表性项目后，医院患者增多，信誉度增高。

（三）传承谱系

罗氏家族是中医正骨世家，祖传至今已有 300 年的历史，现已传至第八代。罗氏祖传中医家族,因社会动乱,几经劫难,罗氏家谱遗散殆尽,自罗怀善之前已无据可考。根据104岁(2008年记载)的罗有明老人和罗氏家族传人回忆,并参考地方县志资料,仅知罗氏祖上长期行医江西一带,于骨科方面颇有建树(表6-7、表6-8)。"罗氏正骨法"约在清康熙年间形成并逐渐得到认可。

表6-7 罗氏正骨法传承谱系

代别	姓名	性别	生卒年	师承关系	传授指导老师
第一代	罗怀善	男	不详	不详	不详
第二代	罗如斌	男	不详	不详	不详
第三代	罗百升	男	不详	父子	罗秀才
	罗门陈氏	女	?—1919	夫妻	罗高升
第四代	罗天绪	男	?—1947	母子	罗门陈氏
第五代	罗有明	女	1904—2008	祖孙、父女	罗门陈氏、罗天绪
第六代	罗金殿	男	1931—2014	母子	罗有明
	罗金官	男	1935—2019	姑侄	罗有明
	罗金印	男	1940—	姑侄	罗有明
	司桂珍	女	1931—2012	婆媳	罗有明
第七代	罗素兰	女	1951—	祖孙、父女	罗有明、罗金殿
	罗伟	男	1958—2020	祖孙、父子	罗有明、罗金殿
	罗勇	男	1960—	祖孙、父子	罗有明、罗金殿
	罗素霞	女	1962—	祖孙、父女	罗有明、罗金殿
	罗坤	男	1955—	祖孙	罗有明
	罗震	男	1976—	父子	罗金印
	罗翠花	女	1968—	祖孙、父女	罗有明、罗金官
第八代	罗剑	女	1981—	祖侄孙女	罗金殿

表6-8　现有"罗氏正骨法"传承人资质水平（2008年统计）

代别	姓名	性别	政治面目	学历	职称	行医时间
第六代	罗金殿	男	中共党员	本科	副主任医师	53年
	罗金官	男	群众	大专	医师	52年
	罗金印	男	中共党员	大专	副主任医师	50年
	司桂珍	女	中共党员	私塾	主治医师	42年
第七代	罗素兰	女	中共党员	大专	主任医师	34年
	罗伟	男	群众	大学	主治医师	28年
	罗勇	男	群众	大专	医师	14年
	罗素霞	女	群众	中专	主治医师	23年
	罗坤	男	群众	初中	医师	31年
	罗震	男	中共党员	大学	医师	10年
	罗翠花	女	群众	大学	学员	23年
第八代	罗剑	女	团员	大专	学员	6年

　　罗怀善膝下有一子，取名罗如斌，子承父业。罗如斌之子罗百升娶妻陈氏，授其医术。罗门陈氏后生三子，老大罗天佑，老二罗天楼，此二人均未学习正骨之术，且身后无子嗣，此两脉传人就此断绝。老三罗天绪娶妻杨氏，后生有两女三男。大女儿罗有明天资聪慧，被选为罗氏正骨法传人。二女儿未学医。大儿子罗锡恩虽修习中医及伤科，但未以医为业。二儿子罗锡运虽有修习医术，但未专攻骨科，仅作郎中行医乡里。三儿子罗锡堂未学医。唯有罗有明一人学业有成，继承罗氏正骨之术。罗有明可谓罗氏正骨法的重要传人和杰出代表。

　　罗有明膝下无子嗣，将罗氏正骨法传于她的侄亲。如罗锡恩的大儿子罗金殿（因幼小丧母被罗有明收为养子）、罗金殿的妻子司桂珍；三儿子罗金印；罗锡运之子罗金官；罗锡堂之子罗金贵。但此辈人中，罗锡恩的二儿子罗金良与罗锡堂之子罗金贵虽有修习正骨法，但未以医为业。在其后，罗氏正骨法的传承人数众多，传承良好。目前，"罗氏正骨法"现已传至第八代，主要传承人有罗素兰（罗金殿之女）、罗伟（罗金殿之子）、罗勇（罗金殿之子）、罗素霞（罗金殿之女）、罗坤（罗金官之子）、罗翠花（罗金官之女）、罗震(罗金印之子)、罗剑(罗金官之孙女)。

无论在哪个时期,"罗氏正骨法"的传承都是以罗氏家族的直系或旁氏亲属为主要传承主体。近代以来,罗氏家族逐步将正骨手法对外推广,但其精华和要诀依然由罗氏家族成员尽数掌握。

罗有明老人及其家族主要成员打破古老传统中医术不外传这一祖训,在20世纪60年代中期至70年代,配合国家组织的骨科医生骨干学习班,推广"罗氏正骨"经验。十年来,罗老太太又为前来请教的医务人员举办进修班、集训班30多期。也有从国外慕名前来的医生拜师学习正骨技术的。但这些培训班从实质上讲,由于都是短期、速成的,学员只能学到一些简单的技巧,对于"罗氏正骨法"精髓不能有深刻领悟。

"罗氏正骨法"从1968年在北京东郊双桥办院带徒至1985年,在北京朝阳区高碑店办院带徒以来,均有不同程度的发展。经验证明,要培养出合乎规范的罗氏骨科医生,需要师生10余年坚持不懈的努力,方有成效。

20世纪80年代至今,"罗氏正骨法"的第六代传人罗金殿,成立了教研室,编撰了《罗氏正骨法》《罗有明正骨法》、手法治疗《腰椎间盘突出症》分册各1部,《罗氏正骨法》电教片2部教材,以传授"罗氏正骨法"。

(四)文化内涵

中医骨伤科,古代属于"折疡""金镞"范畴,又称"接骨""正体""正骨""伤科",其历史十分悠久,是各族人民长期与骨伤疾患作斗争的经验总结,具有丰富的学术内涵和卓著的医疗成就。传统中医正骨是以中医理论为指导,研究防治人体皮、肉、筋、骨损伤与防治的一门医学,以骨当正、筋当顺、扶正复位的手法复位为纲领。"罗氏正骨法"作为中医传统骨伤疗法的典型代表,是中医正骨悠久历史的体现,它所具有的诊断手法、治疗手法要领及功用,蕴涵了对50多种常见骨伤疾病的中医传统医理、技术与人文。

(五)内容

"罗氏正骨法"的特色与优势是"手法诊断""手法治疗"。无论在古代还是现代,通过手的触诊检查,对疾病予以诊断,并使用各种独特手法进行施治。其手法具有稳、准、轻、快的特点。对骨折、骨关节脱白、颈椎综合征、椎间盘突出症、软组织损伤、老年性膝关节病、多种腰腿疼病的治疗,显效快、治愈率高。不但适合于战场、自然灾害的救护及应急抢救,也适合于慢性病和软伤的有效诊疗。既经济又方便,疗效好,患者痛苦少。

"罗氏正骨法"是由检查、诊断、治疗、用药、固定、愈合时间、锻炼等多种因素融汇而成的一种疗法。"罗氏正骨法"在对患者的检查、诊断、治疗的一系列过程中均体现了罗氏正骨的独到之处和我国传统中医的特色优势,包括四个诊断手法、二十二个触诊手法、三十七个基本手法和一百多个治疗手法。其主要内容体现在以下几个方面。

1. **手法诊断**　望、闻、问、摸。摸属于手法诊断。"摸"字包括二十二个触诊手法,以利明确诊断,对症治疗。对于病情的诊断和检查,全靠双手,手摸心会,是施用手法前的必要步骤。先用手触摸伤处,触摸时先轻后重,由浅及深,由远到近,两头相对,以了解是软组织损伤,还是骨折,达到"知其体相,识其部位,一旦临症,机触于外,巧生于内,手随心转,法从手出"的目的。

(1)双拇指触诊法。该法主要用于脊柱检查,用双拇指指腹的桡侧在患处触摸纤维、肌肉、韧带,沿脊柱方向垂直按顺序依次左右分拨,检查有无纤维剥离、变硬挛缩、弹性变差,以及棘突位置、棘间隙大小的异常变化等。通过指腹下的各种各样的感觉,来确定损伤的情况。

(2)三指触诊法。多用于脊柱的检查。中指架在脊柱棘突上,示指、无名指分别放在棘突旁,沿脊柱滑下,以检查生理曲线消失、反弓张、成角、后凸内陷畸形及棘上韧带剥离、棘突偏歪等。

2. **手法治疗**　"罗氏正骨法"的手法治疗三要素。三要素指的是力点、力量和角度。对于不同的病情与不同的部位,要根据具体情况采用正确的力点、力量和角度。在三者之间的运作关系上,要随时掌握正确的定位和量作用的变化,是"罗氏正骨法"治愈率高的重要原因之一。

(1)三定点复位法。根据不同骨折的类型和不同的部位,多采用适应三定点复位法的手法治疗。三定点是个基本定点,根据损伤部位的不同,亦可以采取多点。此法既可贯穿在某些治疗手法之中,又可在诊断时用,还可做复诊时检查,稳妥可靠。

(2)复帖复位法。此法是贯穿在治疗骨折、脱位、软组织损伤始终不可缺少的重要手法,它完善了三兼治的正骨、正筋、正肌肉的手法,同时改变了只管骨折不顾软组织功能障碍的缺欠,并能缩短愈合期。

(3)治疗线。罗氏家族在长期临床实践经验中,总结出两条治疗线。第一是腰腿痛治疗线。腰骶部有六个压痛点,依次为腰4、5椎旁,腰骶髂处,骨边,秩边,环跳,坐骨部这六个疼痛点,可由于脊柱软组织损伤、瘀血肿胀、轻度骨折、骨瘤、结核、风湿性脊柱强直、骨质增生、软组织钙化、腰椎间盘突出症、梨状肌损伤、脊神经根炎、黄韧带增厚等,而反应在不同部位。为了缓解各种疾病引起的腰腿痛,在适应证的情况下,腰4、5椎以上发病时,可拇指点压或掌根顺压腰俞、环跳、风市、委中、昆仑。在腰骶以下发病时,用拇指点压或掌根顺压秩边、坐骨部、委中、昆仑等,力度中强度为宜。第二是颈椎综合征治疗线。对颈椎综合征引起的颈椎侧弯、后凸畸形、头晕、头痛、头皮松软、视力模糊、视物双影、耳鸣、多梦、失眠、眩晕等,除在颈椎部施矫形手法外,还可点穴,如印堂、太阳、百会、风池、安眠和双手指腹点压运动区,然后松解颈部和肩部。此法能使眼睛明亮,双影消失,头部及颈肩背部轻松或症状消失。点穴时,除风池、安眠酌情强度点压3秒外,其余均中度点压。

(4)脊柱旋转复位法。患者端坐于方凳上,助手扶持按住固定健侧下肢。最好坐在特制的座位上,用布带固定患者大腿部。医者坐患者背后,用一手拇指顶住偏歪的棘突,向健侧推,另一手使脊柱向棘突偏歪侧顺时针或逆时针旋转两手协调动作,将偏歪的棘突拨正,使邻近椎体恢复正常解剖位置,达到脊柱正常的内在平衡关系。这是罗氏独创的独特手法之一,主要应用于治疗腰椎间盘突出症,有较佳疗效。此法已向全国推广应用,有巨大影响,扩展了骨科治疗此病症的方法。

(5)治疗软组织损伤的独到手法。对于软组织损伤,罗氏家族在长期的临床实践经验中,总结了一套治疗软组织损伤有效的手法,如复贴法:医者用拇指指腹或掌根部在伤处进行复贴复位的手法。即将剥离、移位、撕脱、骨折造成的软组织损伤,整复到原来的解剖位。扳拨法:医者用一手扶患者额部,一手置于错位、成角、畸形、偏歪、隆起的部位,两手成相对方向进行推、扳、拨,施法要稳、准、轻。不可用力过大、过猛等。

(6)分筋手法。用于颈椎病的治疗,涉及项韧带、斜方肌、冈上肌、腰肌、四肢肌筋等。对于慢性损伤的分离软组织粘连、筋翻筋错、神经离位的治疗,有疏通经络,促进局部气血循环,和营调气等作用。

(7)理筋手法。作用于韧带、肌腱、肌纤维、神经等按压、复平、扶正的手法。治疗颈肩、腰臀、四肢软组织损伤,急性损伤以此法为主。本法也是治疗脊柱骨折、四肢骨折的辅助手法之一。古人讲"凡肌筋隆起,必有骨错"。在治疗骨关节错缝时,也须先适当使用理筋手法。

（8）开放性骨折。做清创处理（消炎止痛、合口、生肌）接骨，患者内服接骨药，以利活血化瘀、止痛、消肿加快骨痂形成。中期酌情加强筋骨药，以利活血化瘀、强筋状骨，后期舒筋、理气和营、补养健肾、加以调理，促使骨痂早日生成。

（9）闭合性、多发性骨折。治疗多采用独特牵引、捧拢复贴手法，接骨后按期、疗程服接骨药或内外用药。大部分病例的康复期约为三个月。"罗氏正骨法"的治愈例史上，就有很多粉碎性骨折的患者。

3. 诊疗要诀　独到的口诀心法：摸接端提拉，扳拨按摩压。顶挤蹬揉捏，松解点穴"法"。捧拢复贴"用"，旋转"与"推拿。摇摆挂牵引，分离扣击打。以上是 37 个基本手法，称之为"五言三十七字令"。对手法的要领及功用以及之间的关系，不容易掌握。治疗优势体现于一法多用，多法共用才能完成治疗。将断骨对接后夹板适度固定，并对症用药，嘱患者按时复诊，加以功能锻炼。

"罗氏正骨法"的诊疗要诀："凡正骨者，必察其形，询其源，触其位，闻其声，施其法，观其志意于其疾能，方可疗以筋骨之患。言正骨不可治者，未得其术也。恶于正骨者，不可与言至德之巧。伤不许治者，伤必不治，治之功则微矣。"这一诊疗要诀是"罗氏正骨法"延续至今的特色之一。

"罗氏正骨法"对腰腿痛病的诊疗要诀为："腰者肾之府也，转摇不能，肾将惫矣。腰痛有肾虚，有瘀血，有闪挫，有坠堕，有痰积。脉涩者瘀血，脉缓者湿热，脉大者肾虚。肾虚者痛之不已。瘀血者，日轻夜重者是也。为湿所著者，腰重如石，冷如冰，喜热物烫也。"

这一诊疗要诀是针对临床诊疗中遇到的症候及病症而设。腰痛主要是因一处受损而引起多处受累的横贯性、牵连性的疼痛。这是由腰部及邻近组织生理特点所决定的，这一特点产生决定腰部活动范围之大及它的灵活性。所以腰部及邻近组织的肌肉、韧带、神经、椎间盘、血管等，都易受到不同程度的损伤。因此它不是一种独立的疾病，而是多种因素产生的一种综合征。这种软组织损伤的常见部位主要有腰肌、棘上韧带、棘间韧带、骶棘肌及腰椎间盘等。但引起坐骨神经向下肢放射性酸、胀痛及麻木感的症状，不一定都是腰椎间盘突出症所致。风寒湿邪侵袭及损伤引起的腰部不适伴骨质增生、严重腰肌损伤、黄韧带增厚、骨瘤、结核、神经根炎、梨状肌损伤，$1°$以上腰椎滑脱，都能引起下肢放射性的疼痛。以上除黄韧带、骨瘤发病较少外,其余都是常见病、多发病。对于此类病症,多以手法诊疗为主,辅以内外用药疗效满意。

"罗氏正骨法"讲求手法对症使用。根据患者不同的身体条件、年龄阶段等具体情况,分别采用不同的适宜手法,对于不同的病症也有各自相配的治疗方法。在治疗过程中,必须借"患者之力,用患者之实",这样治疗起来就会得心应手。手法要轻而有力、重而揉之。使患者的生理结构及功能快速恢复,减少痛苦。

"罗氏正骨法"讲究"天人相应""阴阳相合"《黄帝内经》中的《四时调神大论篇》论述了人体相对平衡法则,指出疾病发生的根本原因在于患者阴阳失调。我国传统中医对于人体生理的认识,正是根据这一规律和法则,运用到人体生理学上的。"罗氏正骨法"非常注重这一规律和法则,对于具体病例的诊治均与季节、时辰相结合。罗氏正骨法对于四季如何养身健骨,对于不同年龄的患者如何以恰当的时间治疗等方面,都有独到见解,并在临床实践过程中得以验证。

(六)保护现状

自 2008 年进入国家级非物质文化遗产保护名录以来,"罗氏正骨法"总体保护状况良好。这不仅与保护单位的重视密切相关,也与北京市各级非物质文化遗产保护体系的建立和推动有关。

1. 传承人保护现状 经 2008 年调研发现,"罗氏正骨法"传承队伍稳定,临床执业意志较强,不做宣传,不打广告,患者认可度高,求治者多。"罗氏正骨法"的家族传承分为三个脉络。第六代传人罗金殿、司桂珍,后有子女罗素兰、罗伟、罗勇、罗素霞为一脉系的传承;第六代传人罗金官,后有儿子罗坤、罗翠花,大孙女罗剑为一脉系传承;第六代传人罗金印后有儿子罗震为一脉系传承。按照"罗氏正骨法"第五代传人罗有明认定的传承人名单,在北京市从事于"罗氏正骨法"医疗的工作人员跨三个区 5 个单位共计 13 名传承人员,其现状如下。

罗有明,女,1904 年(光绪三十年)生人。历经三个朝代的生涯,行医 80 年。治愈了数以万计的骨伤科患者,惠及国内外,人民日报社、光明日报社、中央电视台、北京电视台、河南电视台均有报道,在国内外享有很高的声誉。师从于罗门陈氏,她是"罗氏正骨法"的第五代传人,罗有明中医骨伤科医院法人代表,副主任医师,属朝阳区卫生局。传授"罗氏正骨法",除对罗氏家族传授外,对国内外办班传授皆有。中国正骨名医。她于 2002 年 7 月因身体条件所限退居二线。于 2008 年去世。

罗金殿,男。师从于罗有明,"罗氏正骨法"的第六代传人,行医 53 年(2008 年统计),治愈了万计的骨伤病人。副主任医师、"罗氏正骨法"教研室主任,主编了以《罗氏正骨法》为代表性的六部教材。他研制了内外用药六种制剂,疗效满意。罗有明中医骨伤科医院主要负责人罗金殿在罗有明中医骨伤科医院行使的岗位内容,是根据罗有明于 1997 年 10 月 15 日经过北京市公证处公证,罗有明给罗金殿的授权书内容工作的。他本科学历,是北京市中医管理局第一批名老中医罗有明学术继承人,北京市非物质文化遗产传统医药类代表性传承人,他已传承到了后代,对两个儿子、两个女儿做了传承工作,传承情况良好。2014 年去世。

罗金官,男。师从于罗有明"罗氏正骨法"的第六代传人,行医 52 年(2008 年统计)。大专学历,医师,治愈了万计的骨伤病,受到患者的好评,2008 年调研时在北京朝阳罗有明中医骨伤科医院工作、带徒,主编了《罗氏正骨心法秘诀》。罗金官 2019 年去世,已传承到了后代,一个儿子、一个孙子、孙女跟师传承,传承良好。

罗金印,男。师从于罗有明,"罗氏正骨法"的第六代传人,行医 50 年(2008 年统计)。2008 年调研时在广电总局门诊部工作、带徒,治愈了万计的骨伤科患者,受到患者的好评,协编了《罗有明正骨法》。副主任医师。对其后代已做了传承,一个儿子跟诊传承。身体健康,2020 年已退休。

司桂珍,女,77 岁。师从于罗有明,"罗氏正骨法"的第六代传人,行医 42 年(2008 年统计),治愈了万计的骨伤患者,惠及国内 20 多个省市。主治医师。原在北京市朝阳区双桥街红十字骨科医院工作、带徒,传授"罗氏正骨法"。2012 年去世。

罗素兰,女,师从于罗有明,"罗氏正骨法"的第七代传人,北京市中医管理局第一批名老中医罗有明学术继承人,行医 34 年(2008 年统计)。大专学历,现在中国航空中心医院工作,带徒传授"罗氏正骨法",主任医师。治愈了万计的骨伤患者,受到了本单位及患者的信任和好评。"罗氏正骨法"教研室成员之一,《罗氏正骨法》的第二主编,出版《罗有明正骨医案》并参与多部教材的整理。身体健康。

罗伟,男。师从于罗有明、罗金殿,"罗氏正骨法"的第七代传人,大学学历,行医 28 年(2008 年统计),主治医师。2008 年调研时,在北京朝阳罗有明中医骨伤科医院工作,"罗氏正骨法"教研室成员。2020 年去世。

罗勇,男。师从于罗有明、罗金殿,"罗氏正骨法"的第七代传人,大专学历。2008 年调研时,在罗有明中医骨伤科医院工作,医师。行医 14 年(2008 年统计),已能熟练地运用"罗氏正骨法"临床诊治,并受到了患者的好评。"罗氏正骨法"教研室成员之一,整理了以《罗氏正骨法》为代表性的多部教材。身体健康。

罗素霞,女。师从于罗有明、罗金殿,"罗氏正骨法"的第七代传人,中专学历,2008 年调研时,在罗有明中医骨伤科医院工作,主治医师。临床工作,带徒治愈了万计的骨伤患者,并受到了患者的好评。行医 23 年(2008 年统计),"罗氏正骨法"教研室成员之一,《罗氏正骨法》等多部教材的副主编。主编了《罗有明跨世纪庆典文集》一书。身体健康。

罗坤,男。师从于罗有明,"罗氏正骨法"的第七代传人,初中学历,2008 年调研时,在北京市顺义区罗氏坤骨伤科诊所工作,医师。行医 31 年(2008 年统计),运用"罗氏正骨法"为患者治疗受到了好评。身体健康。

罗震,男。师从于罗金印,"罗氏正骨法"的第七代传人,大学学历,现在广电总局门诊部工作,医师,行医 10 年(2008 年统计),能熟练地运用"罗氏正骨法"治疗,受到患者的好评。身体健康。

罗翠花,女。师从于罗有明、罗金官,"罗氏正骨法"的第七代传人,中专学历。2008 年调研时,在罗有明中医骨伤科医院工作,无职称,现已认真学习"罗氏正骨法"23 年(2008 年统计),能虚心听从指导老师意见并协助工作。身体健康。

罗剑,女。中专学历,师从于罗金殿,"罗氏正骨法"的第八代传人,在罗有明中医骨伤科医院工作。无职称,学习"罗氏正骨法"已 6 年(2008 年统计)。现在边攻读大专,边跟师临症实践。

2008 年,"罗氏正骨法"13 名传承人员中除 1 人去世、1 名因身体条件所限已离岗位外,其余 11 名传承人员均在岗位工作,已形成了梯队式传承和发展。2008 年,经过调研整理,出版了《双桥正骨老太罗有明》一书。图文并茂,向读者展示了罗氏正骨法杰出传承人的仁心医术。

几年来,在罗氏家族的共同努力下,前后编纂出版了以《罗氏宽骨法》等为代表的一系列医学专著、骨伤科教材,产生了很好的社会效益。

现在"罗氏正骨法"的传承工作,不但是第六代传承人的任务,第七代传承人也已进行了传授"罗氏正骨法"的工作(表6-9)。

表6-9　"罗氏正骨法"13名传承人员现状(2008年)

代别	姓名	性别	年龄	工作单位	现状
第五代	罗有明	女	104	罗有明中医骨伤科医院	已去世
第六代	罗金殿	男	77	罗有明中医骨伤科医院	在岗及带徒
	罗金官	男	73	罗有明中医骨伤科医院	在岗及带徒
	罗金印	男	68	广电总局门诊部	在岗及带徒
	司桂珍	女	77	双桥街红十字骨科医院	已退休
第七代	罗素兰	女	57	航空总医院	在岗及带徒
	罗伟	男	50	罗有明中医骨伤科医院	在岗工作
	罗勇	男	48	罗有明中医骨伤科医院	在岗工作
	罗素霞	女	46	罗有明中医骨伤科医院	在岗及带徒
	罗坤	男	56	北京市罗氏坤骨伤科门诊所	在岗工作
	罗震	男	32	广电总局门诊部	在岗工作
	罗翠花	女	40	罗有明中医骨伤科医院	在岗工作
第八代	罗剑	女	27	罗有明中医骨伤科医院	在岗工作

2.传承项目保护现状　自2008年6月被认定为国家级非物质文化遗产以来,北京罗有明中医骨伤医院基本落实了《国家级非物质文化遗产代表作申报书》所提出的保护规划,基本完成了"十一五"项目传承保护计划,并开展新的保护工作,主要包括以下几方面工作。

2009年,加强项目的传承工作,立足本家族,按照本家族传承的医学基础要求,进行临床带教工作。在朝阳区文化馆的帮助下,建立了项目档案,目前正在收集整理完善。

2010年,组织参加国内外本专业领域的学术交流,推动"罗氏正骨法"医疗特色的研究与发展,参加过一次国内学术交流,一次非遗新闻发布会,并在大会发言,对"罗氏正骨法"起到一定的展示与促进作用。

2011年,调研罗氏中医药有效方剂与古方的开发工作,已完成化瘀止痛胶囊院内制剂的申报资料。此外,研制了膏剂、汤剂和口服中成药剂,临床疗效得到了广大患者的认可和称赞。

本节撰写时部分采用了调研时罗有明医院提供的资料,特此表示感谢。

三、平乐郭氏正骨疗法

"平乐郭氏正骨"起源于河南省洛阳市孟津县平乐村,创始人为清乾隆、嘉庆年间郭氏家族第十七代裔孙郭祥泰。其后郭氏几代传人都秉承祖训,致力于中医骨伤医学的发展、创新。中华人民共和国成立后,"平乐郭氏正骨"以河南省洛阳正骨医院、河南省洛阳正骨研究所为基地,不断发展壮大,传播推广,深圳平乐郭氏正骨是这个传统医学流派的重要分支。

"平乐郭氏正骨"于 2008 年 6 月入选第一批国家级非物质文化遗产扩展名录,保护单位为洛阳正骨医院和深圳平乐骨伤科医院。洛阳正骨医院和深圳平乐骨伤科医院两家医院均为事业单位。郭维淮、郭艳锦 2 人是国家级代表性传承人。省级代表性传承人洛阳正骨医院有郭维淮等 6 人。陈汴生是深圳平乐骨伤科医院的省级非物质文化遗产代表性传承人。

(一)所在地区概况

1.洛阳地区概况　洛阳正骨产生于河南省洛阳市孟津县平乐村,又称为"平乐郭氏正骨"。中华人民共和国成立后"平乐正骨"医院搬迁到洛阳郊区白马寺镇,又称"白马寺正骨"。

洛阳因地处古洛水之阳而得名,位于河南省西部。气候属于温带大陆性季风气候,四季分明。洛阳土地肥沃,气候温暖,物产丰茂,自古被认为是"天下之中"。

洛阳是国务院首批公布的历史文化名城,以洛阳为中心的河洛地区是华夏文明的重要发祥地,中国古代伏羲、女娲、黄帝、唐尧、虞舜、夏禹等神话,多传于此,是中国历史文化名城和七大古都之一。

河南省孟津县平乐村是平乐郭氏正骨的发源地,距洛阳市仅 30 多千米,地理位置优越,清朝嘉庆元年(1796),"平乐郭氏正骨"就诞生于此地。平乐郭氏正骨医术以其疗法独特、医德清廉的美名盛传后世,距今已有220 余年的历史。

2.深圳地区概况　深圳市地处广东省中南沿海,以平原和台地地形为主。深圳属亚热带海洋性气候,年平均气温 22.3 摄氏度,最高温度 38.7 摄氏度,最低温度 0.2 摄氏度。由于四季节气不很分明,日照时间长,且因临近海洋,大多数时间气候炎热,湿度大,这种特别的地理气候及当地居民的起居生活习惯,往往成为骨伤病患者湿痹症的致病因素。项目位于深圳罗湖的深圳平乐骨伤科医院,该院已成为深圳及与之相邻的香港、东莞、惠州等地约 3 000 万人口的骨伤诊疗中心。

(二)历史发展与现状

洛阳正骨创始人是洛阳平乐村郭氏家族第十七代人郭祥泰,郭祥泰乃清乾隆、嘉庆年间人,生卒年月不详。他初学正骨医术有三说。第一说,其授业之师是明末清初的洛阳道士祝尧民,据 1946 年《洛阳县志·人物(稿)》记载,祝尧民,字巢夫,因伤感明亡,故"弃举业为医",此人号"薛衣道人",曾"得仙传疗医,凡诸恶疮,敷药少许即愈,或有断筋折臂者,延治无不效,时人比之华佗"。第二说是授业于河南孟县(今河南孟州市)同姓道人郭益元,郭祥泰后人行医名号为"益元堂"以示感戴,即是证明。第三说是得传于武林高僧,当时有一位擅医骨伤的武林高僧,经平乐村北上,贫病交加,困于平乐,遇郭祥泰好心收留,热情照顾疗疾,病愈离别时,传授正骨医术和医书作为报答。郭祥泰潜心学习所得正骨医术,经过长期实践成为远近闻名的正骨名医。

郭祥泰之后,正骨医术的传授分为两支。一支是郭树楷,世居平乐村中街,人称"南院人和堂"。另一支是郭树信,世居平乐村北门里,人称"北院益元堂"。抗战爆发后,日寇进逼洛阳,郭氏后裔一部分外迁,他们以行正骨医术为业,支派分生。1930 年,35 岁的第五代传人郭灿若突患重病,当时其子郭维淮不满 1 岁,眼见郭氏正骨后继乏人,他毅然冲破"传男不传女"的封建束缚,将技术传给妻子高云峰。

1952 年,第五代传人高云峰和其子郭维淮将家传秘方展筋丹、接骨丹公之于世,献给人民。从 1954 年起,高云峰先后当选为伊川县、孟津县和河南省人大代表,全国人大代表,河南省妇联执委,全国妇联执委。1956 年,高云峰应邀到北京参加全国政协二次会议,受到毛主席、周总理的亲切接见。1956 年 9 月,经河南省人民政府决定,在孟津县平乐村建立洛阳专区正骨医院,高云峰任院长。从此高云峰走出家门,她冲破"传男不传女,传本姓不传外姓"的族规,第一次带王新政、张正运两个异姓徒弟,毫无保留地将洛阳正骨医术传给他们。1958 年,国家卫生部、河南省卫生厅决定在洛阳专区正骨医院的基础上建立河南省平乐正骨学院,在全国正式招生,专门培养高层次中医正骨人才,传承洛阳正骨医术。学院从1958年建立至1962年国家三年严重困难停办,4年间共招收7个班,培养专科人才137名、本科人才98名。这些学生分配在30个省、市、区,他们大都成为本地区名医、专家、教授和骨伤科骨干。1959年成立河南省洛阳正骨研究所。以后医院和研究所从平乐村搬迁到洛阳市郊区白马寺镇,1994年搬迁到洛阳市区。河南省洛阳正骨医院以传承平乐郭氏正骨为己任,经过几十年的发展,已经成为全国最大的中医骨伤科医院,拥有骨伤科病床800张,职工1 100人,是全国骨伤科医师培训基地、河南省中医骨伤工程技术研究中心等机构。

平乐郭氏正骨以河南省洛阳正骨医院、河南省洛阳正骨研究所为基地,使平乐郭氏正骨医术空前发展,以特色鲜明、内涵丰富、理论系统、技术领先而驰名中外。传播方式由族内秘传演变为高校讲授、专家研究、中外交流。平乐郭氏正骨由私人专有技术成为国家财富,是中医骨伤科重要的学术流派之一。

深圳经济特区成立后,随着大规模的开发建设,建筑工地屡屡发生事故,众多骨伤患者急需治疗。1985年7月20日,郑州市骨科医院已退休的业务院长、平乐郭氏正骨第五代传人郭春园,率领弟子和一批业务骨干,在深圳市罗湖区开始筹建深圳平乐骨伤科医院(表6-10)。郭春园带领弟子、学生诊疗了大量患者,在骨伤科医学上有继承,有发展,取得了良好疗效,深圳平乐正骨医术成为平乐郭氏正骨在深圳传承的一个重要分支。

平乐郭氏正骨是重要的骨伤科流派,在业内具有标志性的品牌价值。目前,由于传统失落导致中医文化根基的缺失,社会与文化的变革使中医认知思想边缘化,"平乐郭氏"正日渐式微,有逐渐被边缘化倾向。

表6-10 "平乐郭氏正骨"传承谱系

代别	姓名	性别	生卒年	传承方式	居住地	备注
第一代	郭祥泰	男	乾隆嘉庆年间	师传	平乐村	
第二代	郭树楷	男	不详	子承	平乐村	郭祥泰之子
	郭树信	男	1820—1889	师传	平乐村	郭祥泰之侄
第三代	郭鸣岗	男	不详	子承	平乐村	郭树楷之子
	郭贯田	男	不详	子承	平乐村	郭树信之子

续表6-10

代别	姓名	性别	生卒年	传承方式	居住地	备注
第四代	郭登三	男	不详	子承	平乐村	郭贯田之子
	郭聘三	男	1865—1929	子承	平乐村	郭贯田之子
	郭健三	男	不详	子承	平乐村	郭贯田之子
	郭九三	男	不详	子承	平乐村	郭贯田之子
	郭金锡	男	不详	侄承	平乐村	郭鸣岗之侄
	郭金成	男	不详	侄承	平乐村	郭鸣岗之侄
第五代	郭景轩	男	不详	子承	平乐村	郭登三之子
	郭景星	男	1895—1950	子承	平乐村	郭聘三之子
	高云峰	女	1906—1976	师传	平乐村	郭灿若之妻
	郭景韶	男	1923—2005	子承	郑州、深圳	郭健三之子
	郭景耀	男	不详	子承	不详	郭九三之子
	郭景象	男	不详	子承	不详	郭九三之子
第六代	郭维淮	男	1929—	师传	洛阳	郭灿若之子
	谢雅静	女	1930—2005	师传	洛阳	郭维淮之妻
	郭秋芬	女	不详	子承	三门峡	郭灿若之女
	郭维都	男	不详	子承	郑州	郭春园长子
	郭维育	男	不详	子承	深圳	郭春园次子
	郭维龟	男	不详	子承	武汉	郭景轩之子
	郭维纯	男	1913—2011	师承	洛阳	郭景轩长子
	郭继绪	男	不详	子承	西安	郭景耀次子
	郭维新	男	不详	师承	三门峡	郭景茂之子
第七代	郭宪章	男	1933—	子承	兰州	郭均甫长子
	郭允章	男	1944—	子承	深圳	郭均甫次子
	郭汉章	男	1916—	侄承	西安、大同	郭均甫之侄
	郭焕章	男	1927—	侄承	青海西宁	郭均甫之侄
	郭艳丝	女	1948—1994	子承	洛阳	郭维淮长女
	郭艳锦	女	1949—	子承	洛阳	郭维淮次女
	郭艳幸	女	1959—	子承	洛阳	郭维淮六女
	赵庆安	男	1958—	子承	洛阳	郭维淮之婿

续表6-10

代别	姓名	性别	生卒年	传承方式	居住地	备注
第八代	郭珈宜	女	1970—	子承	洛阳	郭艳丝长女
	郭马珑	女	1976—	子承	洛阳	郭艳锦次女
	崔宏勋	男	1973—	子承	洛阳	郭艳锦之婿

(三)文化内涵

平乐郭氏正骨起源与道、佛有关,蕴含了丰富的中国传统文化及人文精神,所体现的文化内涵主要有以下三个方面。

秉承祖训,治病救人。平乐郭家几辈人谨守"看病不收钱"的原则,以前在郭家老宅外有一棵大槐树,上面挂着一只大筐。穷人只拿点粮米,富人拿值钱礼物,放在筐里即可;实在没有钱的患者,病好了后留在平乐帮着护理几天患者也可以。平乐郭氏正骨相传两百余年,具有鲜明的"医乃仁术"之理念。

医术精湛,颇具传奇性。光绪二十六年,慈禧太后和光绪皇帝逃避八国联军入侵北京之乱,奔西安途中,一贝勒坠马伤骨,郭贯田应请为之疗伤,治愈后,贝勒为表感谢,劝其为官,他婉言谢绝,贝勒特将郭氏医术上奏,慈禧破例亲书"好好"二字赐他,其还被举荐给皇太后慈安医疗足伤。洛阳正骨治好国民党要员张钫、卫立煌等人疾病之事,在当地和沿陇海地区广泛传播。

洛阳地域文化的象征。洛阳正骨为普通百姓、达官贵人、社会名流、中外国家首脑治病疗伤,形成了大量的民间传说、神奇故事、医患佳话,与龙门石窟、洛阳牡丹、洛阳水席并称为"洛阳四绝"。第六代传人郭维淮是全国著名的中医骨伤科专家,曾为多位中央领导人诊病。荣获卫生行业最高荣誉奖"白求恩奖章",获得"国医大师"称号。

(四)项目内容

平乐郭氏正骨医术,是我国正骨四大流派之一,经过200余年历代传人的实践,平乐郭氏正骨形成了系统的理论和方法,强调整体辨证、手法整复、夹板固定、内外用药、筋骨并重、动静结合和功能锻炼。郭氏接诊患者,首先根据"辨证法"准确探明患者的伤情病况。"辨证法"是对形伤、气滞、形伤兼气滞的诊断之法。郭氏《益元正骨八法》中对此解释为："人体之筋骨受创者，谓之形伤。气之卫运受创而不济者，谓之气滞。"在确定患者伤情病况后，郭氏将治疗分为外治法与内治法。外治法为摸、端、提、接、推、拿、按、摩。内治法体现在伤药或辨证内治。郭氏后人又对"辨证内治"不断进行充实与完善。例如，目前郭氏用药就有包敷、内服、按摩、浸泡等。郭氏用药的理论基础，既源自中原地区民间骨伤医生及郭氏传人的长期诊疗实践，也源自我国古代医家丰富的医学理论和浩繁的医学著述，如《医宗金鉴》《金匮要略》《伤寒论》《医林改错》《脾胃论》等。

洛阳正骨医院将平乐郭氏正骨的理论、手法、药物、深入发掘，概括为治伤三原则、治伤四方法。深圳平乐骨伤科医院将平乐正骨归纳为八法即辨证法、定槎法、压棉法、缚理法、摔置法、砌砖法、托拿法、推按法，巧力四法即提接法、折业法、推转法、撬入法。同时，在临床中继承和发展郭氏正骨，改进了十三种郭氏正骨家传配方，并以推按手法治疗急慢性颈肩腰腿痛症，获得了较好的临床效果。

治伤三原则主要是整体辨证、筋骨并重、内外兼治。整体辨证是指人是一个有机的整体，在伤科与杂症治疗上"人是一个小天地，牵一发而动全身，局部损伤会出现全身症状"，治疗必须分清主次、轻重，然后辨证论治。筋骨并重是指人体筋与骨互为依赖，相互为用。治伤时要筋骨并重，即使单纯的筋伤，从治疗开始也应注意不断维持和发挥骨的支撑和发挥筋的运动作用，只有这样才能加速创伤愈合，收到事半功倍之效。内外兼治是指内外用药。

治伤手法：诊断手法。洛阳正骨的"手摸心会"，借用医者的手，通过触、摸、探，对病情了若指掌，作出正确判断。复位手法，洛阳道骨八法达到了法生于心，法出于手，灵巧变化的较高境界。例如，治疗陈旧性关节脱位用手法活筋、剥离粘连，旋转伸曲、松解挛缩，摆动摇晃、研磨盂臼的一整套整复方法。活筋手法，分清经筋所属，给以循经向远端疏导的手法，配合穴位点按，通经止痛，收到治疗急性伤筋立竿见影的效果。对慢性伤筋采用就近取穴，给以按摩通经活络，配合肢体功能锻炼。在筋伤治疗方面，总结出"点穴按摩法""揉药按摩法""活血理筋法""拍打叩击法""自身练功法"等方法。

固定方法。将骨折的固定概括为"效"（有效）、"便"（轻便和方便）、"短"（时间、物）三要素，固定器具有三代。第一代：竹篾、土白布、黑膏药、砌砖、土坯等;第二代:小夹板固定;第三代:适合全身各部位骨折及不同年龄组骨折患者使用的系列小夹板、超踝夹板、经皮钳夹、鱼嘴钳等。

药物治疗。平乐郭氏正骨家传秘方和配制方是平乐郭氏正骨医术的重要组成部分。平乐郭氏正骨家传秘方有内服药和外用药,配方有近二十种,其中内服药方十三种,外用药方四种。这些药方均选用优质名贵中药材配制而成,分别运用于骨伤和骨病的不同时期,有行气、活血、消肿、止痛、补气养血、益肾壮骨之功效。经长期临床使用,证明这些药品能有效促进骨折的愈合,治疗各种骨科疾病见效快、效果好、安全可靠。

洛阳正骨医院提出了"破、活、补"3 期用药原则,即"早期祛瘀接骨、中期活血接骨、后期补肾壮骨"的辨证施治原则,使骨折药物治疗有章可循,成为治疗骨折的"法"和"纲",形成了洛阳正骨传统药物。早期用三七接骨丸,中期用养血止痛丸,后期用加味益气丸。外用药物如活血接骨止痛膏、展筋丹、展筋酊等。

深圳平乐骨伤科医院用于治疗骨伤及骨病的十三种内服纯中药制剂,为红桃消肿合剂、归芎养骨合剂、熟地壮骨合剂、熟地强筋合剂、川芎行气洗剂、归芍通络合剂、归原疏筋合剂、黄芪胜湿合剂、葛根祛湿合剂、当归活血合剂、独活除湿合剂、赤芍化瘀合剂、桑生除痹合剂,这些药方均是平乐郭氏正骨医术第五代传人郭春园在祖传正骨中药秘方的基础上改进的配方。这十三种纯中药制剂均选用优质名贵中药材,如冬虫夏草、鹿茸、穿山甲、象牙、象皮等,深圳平乐骨伤科医院多年临床使用证明这些药品能有效促进骨折的愈合,治疗各种骨科疾病。

康复锻炼。洛阳正骨强调"动静互补",非常注重骨伤科患者的功能锻炼,在治疗中一定要贯彻"静中动",教会患者如何进行功能锻炼,即如何"静",如何"动"。

推按法。深圳平乐骨伤科医院在临床中秉承郭氏推按手法治疗急慢性颈肩腰腿痛症,亦获得较好的临床效果。凡属气滞形伤,患者初有畏痛斜肩、翘臀、撅胯,时久则成筋僵,脊凝之畏痛姿不能改变等症,均可以采用推按法。

益元正骨八法提出推按法,而不提拿、摩二法,先医有注云:"推按者为正体、正痛之大法也,拿、摩二法则是荣其筋肌之用,非其之主也。"不理解者误解谓之是推拿、按摩之简称。先医解正体、正痛为主,谓之大法,故称"推按法",认为荣之筋肌非一日之功,列入导引四自疗法:自捏、自拙、自拿、自摩,不能自操者,均教患者家属日施作之不懈。无筋肌萎软者,古之导引,也是其强健筋肌,强筋则坚骨,久练健身。益元正骨八法原文述及:"气血结滞,不通则痛,推按运行,其痛则止。"先医注云:"体之不正由痛肿引发,依推法而能立止其痛者,是为其气滞通矣,肿之体必能"推按法"是一种重的按摩手法,是皮与肌之深部按摩,为掌之推摩与指之滑按。推按法用来治疗其外形未伤之"气滞痛",伤力过劳、用力不适、久置不移、用力过猛、力不及物等因发生的气血结滞症和形伤之后期治疗,以及虚滞与痹症等。

平乐推按法治疗作用有四:促使血液循环,是被动使肤与肌、肌与骨之间的运动,有加压泵之作用,强迫血液循环。缓解肌筋痉挛,是展筋止挛之深部按摩,能以疏通其滞,使之筋痉肌挛得其舒展而趋缓解。解除关节嵌顿,是推动筋僵骨节之活动,使筋骨之间清利,关节嵌顿错乱得其按位、顺序复正。软化粘连瘢痕,推动骨节之活动,使之粘连复开,疏通气运血行瘢痕软化,恢复其弹性功能。

简单来说,推按法是治疗自身运动、劳动损伤和外伤未达形伤之各种神经性痛异感觉,肌肉与筋膜、腱膜之功能障碍,以及不用性之肌萎关强。其自身过重、过猛、过劳之操作,所发生之漫肿异感和肿胀之后遗结滞肿痛,均可用推按来作治疗,而且是虚损、病损之痹痛的鉴别诊断方法之一。先医记有"推按辨虚损并痹病",歌诀曰:"喜推喜按为虚损,拒推怕按奇痛牵。虚痹喜推后仍旧,晕肿拒按热痹实。行痹施推痛痹按,湿着积肿忌按推。"所谓"辨"即有鉴别之义,虚损与劳损之别,虚痹与热痹所匠以及风寒湿三痹之症能否推按施治,甚为详尽。

(五)保护现状

自 2008 年"平乐郭氏正骨"项目进入国家级非遗保护名录以来,发源地洛阳正骨医院以及传播地深圳平乐骨伤科医院均极为重视和支持,总体来看该项目保护状况较良好。

1. 洛阳正骨医院

(1)传承人保护现状。第一,成立平乐郭氏正骨代表性传承人遴选委员会,制定和建立平乐郭氏正骨代表性传承人推选和管理办法。洛阳正骨医院计划在院内遴选十名中医骨伤科专家为平乐郭氏正骨代表性传承指导老师,选配年轻业务骨干为传承人,采取师承方式进行培养。传承教学以理论授课、理论学习、跟师学习、独立临床实践为主。跟师期间，每月进行一次理论授课，导师要为传承人推荐理论学习书籍，传承人每月写一篇跟师学习及读书心得。传承人通过继承工作须达到中医理论功底更加扎实，基本达到指导老师的临床疗效水平，发表相关学术论文一篇，结业时须提交两万字的结业论文等要求。传承人年度考核优秀或者顺利结业者，可优先评聘高一级专业技术职务，并予以表彰，选拔优秀论文，出版优秀传承论文集，并给予奖励。同时设立传承工作专项补助经费，按每年每位指导老师两万元、传承人一万元发放。培养工作具体由医教部、平乐正骨研究室负责，日期从2011年3月至2014年3月，在院内运行一年后再在全国平乐郭氏正骨传承人中开展。

第二，与高校联合举办高层次（硕士、博士）平乐郭氏正骨传承班，与河南中医学院联合举办平乐郭氏正骨特色班。洛阳正骨医院与各高校签订联合举办平乐郭氏正骨传承班办学协议；通过与联合培养研究生的高校联合向上级主管部门申报平乐郭氏正骨传承班办学、传承评价认证资格；制定教师与学生的遴选条件、教学计划、管理制度、传承结业评价体系等；组织编写传承班案例教材以及临床操作能力培养方案；成立平乐郭氏正骨传承班、传承结业评价专家组，建立传承结合考核评价体系，成绩优异者颁发传承班结业证书。洛阳正骨医院与河南中医学院签订联合举办平乐郭氏正骨特色班的协议，承担河南中医学院骨伤专业后期临床的教学任务，在本科教学任务的基础上增加具有平乐郭氏正骨特色的"骨折""中药""X射线"等科目，在实习期的第一个月，进行打石膏、绑夹板、按摩手法等技能操作培训，考核之后方可进入科室轮转，并进行平乐郭氏正骨专题讲座，对收治病种的病因、发病机制、诊断、治疗等进行讲授；在骨伤专业后期教学中设立导师负责制；并设立平乐郭氏正骨传承基金，对在传承班、特色班案例教学考核和技能操作成绩优异者进行奖励。

第三，注重人才梯队培养。洛阳正骨医院建立科室的时候，考虑到老中青传承队伍的建设，把老、中、青人员搭配分配，使得各科室老中青恰当，促使传承事业的顺利开展。

（2）传承项目保护现状。第一，目前洛阳正骨医院制订了平乐郭氏正骨传承与保护计划。包括：举行"非遗"传承保护系列活动的启动仪式；展示特色手法现场展示活动；专门委派院领导负责平乐正骨的研究工作，加强对平乐郭氏正骨研究室领导；加强平乐郭氏正骨的信息化研究，利用计算机技术进行系统化、数字化的收集、记录、整理、保存工作；启动"影像平乐郭氏正骨"工程，采用录像的形式记录平乐正骨传统手法；整理建院以来洛阳正骨在骨伤骨病治疗方面的新方法、新技术、新特色；建设医院历史文化长廊；在平乐郭氏正骨发源地郭氏老宅建立平乐郭氏正骨博物馆等。

第二，开展保存宣传工作。洛阳正骨医院利用非物质文化遗产日组织义诊，对项目进行宣传，邀请相关专家，召开平乐郭氏正骨传承与保护研讨会；参加国家级、省级中医药展对品牌及传统技艺进行宣传，编辑出版学术专著《平乐正骨》，出版《洛阳正骨志》《高云峰传》《郭维淮传》；编辑出版反映平乐郭氏正骨两百余年发展历史的小说《洛阳正骨传奇》；医院投资拍摄反映平乐郭氏正骨两百余年发展历史的 36 集电视剧《大国医》，同年出版电视剧同名小说《大国医》。

第三，将项目名称进行老字号、商标、域名注册，进行保护。医院于2010 年 8 月通过第二批国家老字号注册，注册单位为：河南省洛阳正骨医院，注册名称为：平乐正；商标注册有：白马寺正、白马寺骨、平乐正、平乐骨等 8 个商标；医院对医院网站及《大国医》相关内容进行了域名注册。此外，对平乐郭氏正骨的传统药物处方、内外固定器械开发应用以及国家专利也在申请中。

第四，系统整理总结传统平乐正骨理论。洛阳正骨医院成立了郭氏正骨研究室，专门从事对郭氏正骨理论的总结和挖掘。另外，洛阳正骨医院开展名中医——郭维淮学术思想的整理与研究，目前课题已获得国家中医药管理局批准并资助十万元研究资金。

第五，在保持传统疗法的基础上，结合实践，积极创新。洛阳正骨医院发明了洛阳皮瓣疗法，该疗法是皮瓣的一种，连骨带皮，胫骨皮瓣、腓骨皮瓣这两种在学术界合称为洛阳皮瓣，由洛阳正骨医院 20 世纪 80 年代初期发明，主要用于股皮缺损、感染性骨髓炎，需要植皮、植骨治疗。该技术应用了将近三十年，应用了四五千例患者，临床疗效较好，减少了伤残率，同时结合一些中医药的治疗，提高了临床疗效，2007 年评为中国中西医结合学会一等奖。此外，在坚持传统手法复位的基础上，实现了在 X 射线下的解剖复位，以满足患者的需求。

第六，设立基金奖励科研。洛阳正骨医院拿出来 100 万设立郭维淮学术基金,每年对优秀的科研成果、优秀的创新项目、优秀的人才进行奖励。

第七,设立专门的传统手法科室以保持传承的原汁原味。洛阳正骨医院分科的时候专门设置了传统手法科室。在这些科室不允许做手术,而是应用手法复位、按摩、牵引、熏洗、针灸等传统疗法来治疗某些颈腰痛等疾病。

第八,由文化建设委员会专门协调非物质文化遗产方面的事务。文化建设委员会负责申报非物质文化遗产,发掘整理平乐正骨资料、平乐正骨理论的创新,宣传平乐正骨的中医药文化,宣传医院,申报中华老字号以及商标注册、知识产权保护等。

2.深圳平乐骨伤科医院

(1)传承人才保护现状。第一,在院内择优评定平乐郭氏正骨学术传承人。通过个人申报、资格审查、演讲答辩,以及各管理小组初评和专家组、评审委员会复审一系列程序,医院选举出了第一批共七名平乐郭氏正骨学术传承人以及十一名传承候选人,同时规定了传承人肩负传播带教、整理、总结、挖掘平乐郭氏正骨学术理论等责任,并现有一定补助以及著书立说、传习带教等机会。

第二,传承人享受一定的物质待遇。深圳市政府给予市级代表性传人每年4 000~5 000元的资金扶持,另外广东省政府曾一次性拨付8 000余元的资金奖励。

第三,成立广东省深圳市郭春园发展基金会,为骨伤科事业储备优秀人才。该基金会由老院长郭春园发起,于2008年6月获得广东省民政厅的批准,该基金会属于非公务性质,根据郭春园基金会的宗旨以及章程,自2006年以来共资助11位贫困大学生,共40多万资金,可使受助大学生加深对大医郭春园的了解,刻苦学习,积极向上,立志从事中医骨伤科事业,为骨伤科事业储备了品学兼优的人才。

(2)传承项目保护现状。第一,成立"平乐郭氏正骨法深圳市保护中心"。2009年成立保护中心,中心以深圳市文化局副院长陈新亮为领导小组组长,在深圳平乐骨伤科医院设立办公室,负责日常工作。该中心负责研究制订平乐郭氏正骨法的近期、中期、长期保护计划;并指导、监督、检查平乐郭氏正骨法保护措施;推荐、评选、认定郭氏正骨学术传承人;组织协调相关事宜;负责指导开展郭氏正骨医术的传承活动和宣传工作。

第二,制订平乐郭氏正骨法传承与保护三年规划。医院在 2009 年初就制订了 2009—2011 年传承与保护规划。计划第一阶段成立平乐郭氏正骨法传承保护组织,评定一批平乐郭氏进骨医术传承人,成立保护中心。第二阶段成立平乐郭氏正骨研究中心,组织传承人进行诊疗、科研、著书;进行平乐郭氏正骨中药的剂型改革。第三阶段筹集平乐郭氏正骨传承基地,面向社会培养人才。目前,第一、二阶段计划基本达成。

第三,成立平乐郭氏正骨法传承、保护管理委员会。该委员会的成立为进一步保护平乐郭氏正骨法提供组织保障。管理会下设一个专家顾问组和四个管理组,四个管理组分别为骨伤管理组、筋伤管理组、药物管理组、宣传组,每个组都有明确的职责、任务。

第四,积极传承平乐郭氏正骨"医乃仁术"之精神思想。医院除了在技术上对平乐郭氏正骨有传承与发展以外,对该项目所蕴含的精神思想传承也做了大量的工作。比如每年在老院长的忌日都会组织相关的纪念活动,通过回顾郭春园院长的先进事迹,进行座谈、发言、交流、医院人员宣誓,使医务人员更多地了解平乐郭氏正骨的医德内涵,每年院庆的时候都会组织相关的文化活动。

第五,积极开展平乐郭氏正骨法学术交流和专题研究。从 2006 年至今,共开展了相关学术交流三十六次,并申报了多项省市级科研立项,如熟地强筋合剂剂型改革,平乐郭氏正骨法治疗腰椎间盘突出症的临床研究,平乐郭氏手法诊疗颈椎病的规范化研究等"平乐郭氏合力推按法对腰椎间盘突出患者 p 物质的影响"项目于 2010 年结题并通过专家鉴定,已报市政府申奖。此外,《平乐推按法》一书已完成编写,正待出版。

第六,在继承传统治疗方法上积极创新。老院长郭春园在延续传统疗法的基础上,吸收骨科领域先进的治疗技术及各种最新的治疗方法,创造了手法整复经皮钢针内固定治疗法。该疗法不开刀、损伤小、疗程短、恢复快,已成为深圳平乐骨伤科医院治疗四肢骨折的常规方法。

第七,成立传统科室以保持传承的原汁原味。医院设立疼痛康复科和针灸理疗科,均为纯中医治疗骨伤科疾病的专科,采取多种中医治疗手法,如手法推按整复、中药熏蒸、针灸、拔火罐等,治疗各种慢性骨科常见病和多发病疗效显著。

第五节　同仁堂中医药文化

"同仁堂中医药文化"是2006年5月国务院公布的国家第一批非物质文化遗产保护名录项目,是首批列入国家级非物质文化遗产保护名录的9个项目之一。北京同仁堂始建于1669年(清康熙八年),为乐显扬晚年所建,至今已历经350多年。同仁堂中医药文化蕴含着丰富的传统文化及人文精神,其传承脉络清晰,是传统医药文化传承至今并不断发展的典型实例。同仁堂供奉御药近200年,使其又具有宫廷用药的文化特色。虽然同仁堂已是我国久负盛名的中药老字号,是我国中医药文化的一面旗帜,但同仁堂原有的传统中药炮制技术和制药特色面临生存发展的困境,传统制药方法受到束缚,独特技术面临流失的风险,传统配本难以合理利用,面临传统文化发展的障碍。

一、所在地区概况

同仁堂乐氏祖籍浙江宁波,于明朝永乐年间迁都之际由宁波迁到北京。自乐家进京至中华人民共和国成立,共有十三代传人经营同仁堂。目前同仁堂已成为中国大型中药制药企业集团,集团总部所在地位于北京市东城区(原为崇文区)。

二、历史发展与现状

明朝永乐年间,铃医乐良才从宁波来到北京,开创了京城的乐氏一脉。乐氏四世乐显扬于清初成为清太医院吏目。北京同仁堂始建于1669年,为乐显扬晚年所建。同仁堂店名为乐显扬亲自拟定,他认为"同仁二字可以命堂名,吾喜其公而雅,需志之",表达了乐显扬"可以养生,可以济世者,唯医药为最"的信仰。乐氏五世乐凤鸣于1706年在北京前门外大栅栏路南开设同仁堂药铺。1723年,雍正皇帝钦命同仁堂供奉御药房用药,历经八代皇帝188年,直至民国。中华人民共和国成立前,北京同仁堂是京城著名的中药老字号,以药品质量好、诚信经营而闻名。同仁堂所制中成药,除乐氏家传秘方和民间验方外,还有清宫秘方,其中牛黄清心丸、再造丸、大活络丹、苏合香丸、紫雪丹、安宫牛黄丸、女金丹等十大名药誉满中外,经世不衰。

今天,同仁堂已成为我国大型中药企业集团,拥有境内外 2 家上市公司及若干个子公司,截至 2010 年底,同仁堂已在海内外开设中医门诊和中药零售终端 1 439 家。其中在 16 个国家和地区开办了 47 家同仁堂药店(含中医馆),产品出口至 50 多个国家和地区。

目前,受近现代西方文化影响及药品监督和注册审批政策的变化,同仁堂传统中成药的药名、处方、炮制方法等都发生了很大变化。历史上《同仁堂传统配本》均由同仁堂乐氏家族所掌握,对外严格保密。公私合营后,国家规定各中药店不准私自生产中成药,均由北京市药材公司统一配方、统一生产、统一供应。最后经过专家审核,同仁堂传统配方中有虎骨酒、牛黄清心丸、安宫牛黄丸、局方至宝丹、紫雪散、乌鸡白凤丸等被纳入保留品种,未纳入保留品种的则一概停用。目前同仁堂不少配方因进不了国家药典,传统配本及一些宫廷用药技术和工艺只好尘封在档案中。此外,受濒危野生动植物中药材资源和使用限制的影响,一些同仁堂传统的名优中成药面临停产局面。

三、传承谱系

(一)同仁堂乐氏代表人物

乐良才,祖籍浙江省宁波府慈水镇,世代以行医卖药为生。明永乐年间,乐良才举家迁入京城,被乐氏家族称为"京城乐氏家族第一世"。

乐显扬,同仁堂创立者。早年曾是清太医院高级医官——吏目,抱着"可以养生,可以济世者,唯医药为最"的信仰,于 1669 年创立同仁堂,并亲自拟订堂名"同仁"。他认为"古方无不效之理,因修合未工,品味不正,故不能应症耳"。因此,毕生致力方药,精研修合之道,成为同仁堂的肇始之祖。

乐凤鸣,1688 年接办同仁堂。1702 年,将同仁堂从自家迁入前门外大栅栏(今同仁堂药店所在地)。他精通医药,刻意精求丸散膏丹及各类剂型配方,用五年时间,于 1706 年完成了《乐氏世代祖传丸散膏丹下料配方》。在该书序言中提出"遵《肘后》、辨产地,炮制虽繁必不敢省人工,品味虽贵必不敢减物力",为同仁堂建立起严格的选方、用药、配比及工艺规范,博得清宫青睐。1723 年,雍正皇帝钦定供清宫御药房用药,并由此延续了 188 年。

乐平泉,乐氏第十代传人,是同仁堂历经九十年衰落后的中兴人物。乐平泉接办同仁堂后,为振兴同仁堂在管理上采取了很多措施。同时,研制药物百余种,极大地丰富了同仁堂品种资源的同时,也使同仁堂的影响从京城扩展至全国。

(二)同仁堂乐氏历代传人谱系

此谱系仅限于从北京乐氏第一世到1954年同仁堂公私合营时的第十三世(表6-11)。

表6-11　同仁堂乐氏历代传人谱系

代别	姓名	生卒年
第一代	乐良才	不详
第二代	乐廷松	不详
第三代	乐怀玉	不详
第四代	乐显扬	？—1688
第五代	乐凤翔	不详
	乐凤仪	不详
	乐凤鸣	不详
	乐凤岐	不详
第六代	乐好善	不详
	乐至善	不详
	乐书	不详
	乐礼	不详
第七代	乐毓英	不详
	乐毓华	不详
	乐毓芝	不详
	乐硫麒	不详
	乐毓麟	不详
	乐毓秀	不详
	乐以正	不详
	乐以中	不详

续表6-11

代别	姓名	生卒年
第八代	乐振基	不详
	乐开基	不详
	乐起龙	不详
	乐咸	不详
	乐韶	不详
	乐兴	不详
第九代	乐纯	不详
	乐均	不详
	乐颐年	不详
	乐延年	不详
	乐有年	不详
	乐嵩年	不详
	乐彭年	不详
	乐百祥	不详
	乐百龄	不详
第十代	乐淑	不详
	乐平泉	1810—1880
	乐足儿	不详
	乐茂	不详
第十一代	乐孟繁	不详
	乐仲繁	不详
	乐淑繁	不详
	乐季繁	不详
第十二代	乐达康	不详
	乐达庄	不详
	乐达芝	不详
	乐永西	不详
	乐东屏	不详
	乐敬宇	不详

续表6-11

代别	姓名	生卒年
第十二代	乐顺慕	不详
	乐达仁	？—1947
	乐达义	不详
	乐达明	不详
	乐达德	不详
第十三代	乐佑申	不详
	乐西元	不详
	乐笃周	1894—1979
	乐义卿	不详
	乐夔	不详
	乐洪	不详
	乐浮	不详
	乐让	不详
	乐朴荪	不详
	乐元可	不详
	乐孝先	不详
	乐崇光	不详
	乐崇祥	不详
	乐崇熙	不详
第十三代	乐崇琪	不详
	乐铁庵	不详
	乐绍虞	1900—1953
	乐剑秋	不详
	乐钊	不详
	乐琪	不详
	乐松生	1908—1968
	乐肇基	1902—1972
	乐凯	不详

（三）同仁堂的当代传承

1954 年公私合营以后，同仁堂的传统制药技术和经营理念主要由在同仁堂工作的技术人员和管理人员传承至今。目前同仁堂有四位国家级代表性传承人，即金霭英、关庆维、芦广荣、田瑞华，一位市级代表性传承人赵小刚和三位区级代表性传承人殷顺海、梅群、陆建国。芦广荣作为细贵中药材传统鉴别技术的国家级传承人，自 1989 年至 2010 年共带徒弟十五人，赵小刚即是其徒弟中的佼佼者，现亦带徒弟五人。关庆维虽为家传中医，但其现在培养的四位后继人才均为家族外成员。金霭英带徒一人（表 6-12）。

表 6-12　2011 年调研同仁堂传承人现状

姓名	年龄	性别	单位与职务、职称
金霭英	70 岁	女	中国北京同仁堂（集团）有限责任公司文化传承中心名誉主任、教授级高级工程师
关庆维	51 岁	男	中国北京同仁堂（集团）有限责任公司文化传承中心专家、主任中医师（内聘）
芦广荣	74 岁	女	中国北京同仁堂（集团）有限责任公司文化传承中心专家、副主任中药师
田瑞华	51 岁	男	中国北京同仁堂（集团）有限责任公司总工程师、高级工程师
赵小刚	52 岁	男	北京同仁堂科技发展股份有限公司沙河库副经理、主管中药师
殷顺海	57 岁	男	中国北京同仁堂（集团）有限责任公司董事长兼党委书记、高级经济师
梅群	55 岁	男	中国北京同仁堂（集团）有限责任公司总经理、副主任中药师（内聘）
陆建国	53 岁	男	中国北京同仁堂（集团）有限责任公司党委副书记兼工会主席、高级政工师

四、文化内涵

同仁堂中医药文化蕴含了东方传统文化及人文精神，它既是中华中医药文化精华的浓缩，也是传统中医药文化仍然被广泛应用的实例。同仁堂古训和"修合无人见,存心有天知"的自律精神是对制药行业最具文化特色的表述。

同仁堂中医药文化的内涵主要体现在以下几个方面:首先是其始终如一的价值观,即在创建之初 1669 年乐显扬提出的"可以养生,可以济人者,惟医药为最";其次是同仁堂传承至今的生命力源自其传统配本的创造力,并不断整理优化传统配本;再次是在供御药中形成的以生命担保药品的意识和责任,以疗效为核心的质量文化;最后是"质量第一、诚信经营"已成为职工的思维方式和行为准则。

同仁堂中医药文化的基本特征体现在:第一,继承传统中医药理论基础和中医药文化精华,生产经营和使用中成药,至清末有文字记载的中成药近五百种,"以医带药"的发展模式传承至今。第二,供奉御药使同仁堂中医药文化独具特色,结合宫廷制药最严格的质量标准和监控方法,在数百年的实践中形成了同仁堂特有的药品疗效和诚信经营。第三,有责任心强、身怀绝技的职工队伍;第四,保护同仁堂的信誉和知识产权。

同仁堂中医药文化的内涵是企业生存的行为准则,同仁堂的经营者始终将同仁堂的核心竞争力定位在同仁堂中医药文化上,并把传承和弘扬同仁堂中医药文化作为经营者的责任。

五、内容

同仁堂中医药文化传承至今将同仁堂的中药炮制技术、传统制剂方法与中国清朝宫廷用药标准有机融合,形成富有同仁堂特色的传统配本、中药传统炮制技术、中药传统制剂方法以及对供奉清宫用药"质量和诚信至上"的担保形式、传统经营方式等以及相关的实物和产品。

(一)中药传统炮制技术

"同仁堂药目序"(1706 年)记载了乐尊育先生、乐凤鸣先生对中药材炮制的精辟论述。清宫御药房命令同仁堂"一切炮制……不得草率"。同仁堂的炮制特点:一是有过硬的真伪鉴别技术。老药工以毕生的经验练成鉴别中药材、细料药(野山参、麝香、牛黄等)的绝技,同仁堂至今继承了这一优良传统。二是药材精选和洁净。精选是采用十三种不同方法去掉杂质和非药用部位,如去芯、去皮、去毛、去芦、去核等,同仁堂所用中药材有清洗的传统,不仅根茎类中药,就是小至菟丝子均要清洗后入药。三是炮制技术。对中药材进行炮制的目的,一是引药归经,二是减毒增效。同仁堂有系统的中药炮制工艺和技术,其中火炙如炒、煨、煅等有二十多种,水制、水火制、制曲等数十种技术和方法。对于毒性药材,炮制的方法、辅料和时间均有特殊要求。对于滋补药蒸制讲究辅料、火候和均匀至今同仁堂前处理工序二十个,有五十多种药材炮制方法。1959 年 9 月,同仁堂有炮制经验的老药工将历年由老师傅口传心授、历史延续下来的炮制方法进行了综合整理,撰写了《同仁堂中药炮制方法》,共总结了二百五十六种常用中药材的同仁堂炮制方法,1993 年又由在同仁堂从事中药调剂、制药、炮制工作共五十多年的李荣福副主任药师总结整理同仁堂的实践经验,撰写了《同仁堂中药炮制方法(续补本)》,共介绍了一百一十种中药材的炮制方法。

(二)中药传统制剂方法

同仁堂在中药丸剂——蜜丸、小蜜丸、水蜜丸、水丸和散剂、酒剂、膏剂等十余种传统剂型的生产方面具有明显的技术优势。由于同仁堂药的疗效显著,1723 年同仁堂首次接到圣旨,在众多京城的药铺中得到了独家承办官药的准奏。同仁堂供奉清宫用药,代制丸散膏丹的一百八十八年间,从清宫太医院医生、官员、监制、验收药品过程中学习了宫廷制药技术、标准和规则,并将其大量融入了同仁堂的制药技术和药品质量管理。1955 年国家轻工业部医药工业管理局编写的《中药成药配制经验介绍》前言中所述"本书内容包括中药材的炮制、粉碎和成药的配制、干燥、包装及原料与成药的保管、储藏等方面的方法和经验,这些方法和经验基本上是根据北京同仁堂的传统方法编写的",由此可见同仁堂制药标准实际上已成为业内的事实标准。

(三)"坐堂医""前店后厂"等传统经营方式

同仁堂药店历史上设有专岗为患者"问病买药"和加工制作丸、散、膏、丹等传统制剂,这一传统传承至今后来又专门开设了中医馆,请知名中医坐诊,在医馆诊病,到柜台抓药形成了药店一大特色。同仁堂历史上采用"前店后厂"的经营模式,"前店"指北京前门外大栅栏路南开设的同仁堂药店,"后厂"指东城区西打磨厂 46 号即同仁堂生产制作中成药的场所(1950—2001 年改为北京同仁堂制药厂厂址)。

(四)"同仁堂中医药文化"相关的实物和产品

有关同仁堂的历史文献包括:故宫第一档案馆清太医院档案中有关同

仁堂供奉清宫用药的历史记录;《同仁堂虔修诸门应症丸散膏丹总目》(记载药品名称、功能、主治)和《乐氏世代祖传丸散膏丹下料配方》(记载药品处方、炮制脚注及简要制法),共三个版本;《同仁堂中药炮制方法》及其续补本,记载了三百多种中药材的炮制方法;《中药成药配制经验介绍》(1955年轻工业部医药工业管理局编),重点介绍了同仁堂制药厂配制成药(四十四种)的操作方法。

相关的炮制和制药器具,如研药钵、炼蜜罐、药戥子、手工撮药板等。

同仁堂医药结合的历史见证:同仁堂针灸铜人。

同仁堂十大王牌药品:安宫牛黄丸、牛黄清心丸、大活络丹、紫雪散、局方至宝丹、女金丹、参茸卫生丸、苏合香丸、虎骨酒、再造丸。

六、保护现状

自2006年进入国家级非物质文化遗产保护名录以来,"同仁堂中医药文化"项目总体保护状况良好。一方面与保护单位的重视与支持密切相关,另一方面也与北京四级非物质文化遗产保护体系的建立和推动工作有关。

(一)传承人保护现状

同仁堂中医药文化传承,不仅建立了传承梯队,而且对各级传承人制定了不同的奖励政策,并创新了传承方式。

同仁堂集团从2002年起实施金字塔人才工程,目前职工"金字塔"人才工程已经发展为塔顶、塔中和塔底三个层次,涵盖"同仁堂中医药大师""同仁堂专家""优秀中青年人才""优秀店堂经理""首席技师""首席职工"和"原学历大学本科以上人才"等七大类人才。

传承分为三个层次:第一个层次是各级传承人的师承教育,即同仁堂国家级、市级和区级三级代表性传承人带徒传承;第二个层次是特技传承师的师承教育(包括中药鉴定、中药炮制、中药制剂等方面);第三个层次是同仁堂教育学院组织的有关同仁堂中医药文化的培训,每年由教育学院对集团新入职员工和相关人员进行同仁堂文化、品牌保护、中药炮制技术、中药制剂技术、中药鉴定及中医药基础理论的相关知识培训。

同仁堂采取了面授、实操、授课、课题研究等传承方式,并定期考核传承项目的传承效果。考核分传统技艺型传承和课题项目型传承,传统技艺型传承进行理论考试和综合能力测试(论文答辩和实际操作鉴定);"课题项目"型传承,在课题结题时对完成的课题报告组织专家或相关人员进行技术成果鉴定,达到师徒协议的目标。此外,对于传承人和徒弟均制定了相应的激励或资助政策。北京同仁堂特技传承师每人给予一次性奖励1万元,并在带徒期间享受津贴,津贴基数为400元/月,即带一名徒弟每月津贴400元,每增带一名徒弟,每月增加津贴100元,每月津贴最高为700元。还为传承人提供了时间、资金、场所等必要条件。如科技公司为芦广荣提供教室,用于芦老师每周教学。被传承人出徒后,推荐为首席职工候选人,按董事会授权工会组织规定的民主程序进行评选。当选首席职工后,享受首席职工待遇。

(二)传承项目保护现状

自2006年被认定为国家级非物质文化遗产以来,同仁堂集团不仅基本落实了《国家级非物质文化遗产代表作申报书》所提出的保护规划,而且又开展新的保护工作,主要包括以下几方面。

第一,做好研究、建档等基础保存工作。包括以故宫第一档案馆所藏清宫御药房档案中记载的同仁堂历史内容为主,系统整理和完善了同仁堂的历史;对同仁堂传统炮制方法进行研究,并对其予以合理保留并应用;对同仁堂传统制剂方法按剂型进行分类、整理、研究;对《乐氏世代祖传丸散膏丹下料配方》即《同仁堂传统配本》和《同仁堂药目》进行了深入的研究,选取经典配方予以保护等。

第二,做好传承和传播等保护弘扬工作。包括以传统的"师带徒"方式传承同仁堂文化和制药特点。传统中药由于生产的个别工序还采用手工生产或半机械化生产如中药材真伪鉴别技术、中药炮制的"火候"掌握等,目前还没有更为科学准确的质量标准和检验方法,有经验的技术工人以"师带徒"的方法传授知识和技能成为传统中药技术得以延续的重要方式。随着管理水平的提高,同仁堂的"师带徒"也日趋规范化,通过签订协议,明确传授技艺的内容、时间、标准、考核等内容,这种培养人才方式在同仁堂代代相传,沿袭至今。还制定了人才规划和相关奖励和资助制度,从同仁堂制药技术和经营理念两个方面加强对同仁堂中医药文化传承人的保护。收集整理同仁堂历史上的文物,2007年4月9日同仁堂博物馆建成开业。四年来,共接待国内外来宾三百多批次、5万余人的参观、学习。同仁堂博物馆先后被纳入"北京市中小学资源大课堂""崇文区青少年中医药文化教育基地";并被北京市中医管理局列入"北京市首批中医药文化宣传教育基地"。同仁堂积极参加相关宣传活动,如参加在成都举办的国家非物质文化遗产展、北京市中医药文化节和东城区非物质文化遗产大展等活动,展示同仁堂中医药文化。此外,制作相关书籍和音像制品,广泛宣传同仁堂文化,书籍如《同仁堂博物馆画册》《国宝同仁堂》,音像制品如《大清药王》《戊子风雪同仁堂》,以及同仁堂海外宣传片及股份、科技、商业公司、同仁堂老店的宣传片等。2010年起,同仁堂集团参与东城区"国家中医药发展综合改革试验区"建设。2011年开始陆续开展孔子学院的海外巡讲,宣传同仁堂中医药文化。

第三,2010年10月,同仁堂集团成立"文化传承中心",专门负责同仁堂中医药非物质文化遗产保护以及与国家汉办孔子学院的合作项目。组建和管理同仁堂中医药专家队伍和讲师团队伍,赴海外宣讲,定期和孔子学院总部召开专题会议沟通交流,推动中医药文化走向世界。

另外,本节撰写中部分采用了调研时同仁堂集团提供的资料,特此表示感谢。

第七章　中医文化名人

在中医漫长的发展历史中,群星璀璨,文化名人辈出。有些中医学者在历史上留下了深深的印迹,有的则跨越医学学科,做出了突出贡献,在多个领域产生了显著影响。

第一节　中医文化名人的特征

中医文化名人能够留声于世,不是偶然。在他们身上,我们会看到一些共同的特征。

一、大慈恻隐,医德高尚

中国历代名医均具备高尚的医德,他们将行医视为十分高尚的职业,而不仅是谋生的工具。"要会做事,先会做人"是中国的传统观念。医生的医术与医德密切相关。"天地之大德曰生",天地生成化育万物的机能就是德行之所在。中医所依据的宇宙生化论的系统就是大易生生之德的体现。中国古人对医生所从事的行业十分重视,认为这是对生命这一最为重要的东西进行拯救,医生在拯救他人生命的同时,也成就了自己的德行。隋唐名医孙思邈是后世医德的典范,是我国医德思想的创始人。孙思邈把"医为仁术"的精神具体化,在所著的《千金要方·大医精诚》中写道:"凡大医治病,必当安神定志,无欲无求,先发大慈恻隐之心,誓愿普救含灵之苦。若有疾厄来求救者,不得问其贵贱贫富,长幼妍媸,怨亲善友,华夷愚智,普同一等,皆如至亲之想,亦不得瞻前顾后,自虑吉凶,护惜生命。见彼苦恼,若己有之,深心凄怆,勿避险巇、昼夜、寒暑、饥渴、疲劳,一心赴救,无作工夫形迹之心,如此可为苍生大医,反此则是含灵巨贼。"寥寥片语,已将孙思邈的高尚医德情操展示在人们面前。又如清朝名医徐大椿,他反对将行医作为不得已糊口饭的行当,而是将它视为神圣的职业。他志在救人,行医治病从来不计诊金和药资。有时治愈危重患者,患者奉送重金酬谢,也坚辞不受。徐大椿还痛揭骗财害人的奸医,说:"医之高下不齐,此不可勉强者也。然果能尽智竭谋,小心谨慎,犹不至于杀人。更加以诈伪万端,其害不可穷矣。"这便是说只要医德良好,那么医术差一点还是可以提高的;对于那些只知道骗人钱财的奸医,医术再好也成为杀人的工具。因此徐大椿提出行医要"正其心术"。这种高尚的品德使学医者深研医学而无止境,还能获得患者的充分信任,在与患者的密切接触中得到更多的观察机会和经验的积累,从而有利于医术水平的不断提高。

二、立足实践,开拓创新

中医学博大精深,册籍繁复,各家之说相异甚至相互矛盾。从医者如泥于古书,不求甚解,则误己误人。历代名医大都富有创新精神和实践能力。如金代名医刘完素,他"尊经而不泥古,崇圣而不盲从",主张权变,反对墨守成规。他认为古人医法未备,后世医法日趋完善,"岂可废后世之法而从远古?譬犹上古结绳,今日可废书契而从结绳乎!"这种进化的医学观认为时代在前进,医术在发展,先贤虽然多有贡献,但也不乏过失,只有打破泥古的迷信,才能对医学的发展创新产生积极的影响。又如明朝伟大医学家李时珍对前代的本草著作进行一一考核,不时发现前人错误。为了完成《本草纲目》的编写,李时珍不得不进行实地考察,他脚穿草鞋,身背药篓,翻山越岭,访医采药;他不怕山高路远,不怕严寒酷暑,走遍了产药的名山。他整整用了二十七年的时间,终于编写成了一部世界著名的药物学专著——《本草纲目》。再如清代名医王清任写下《医林改错》,揭示经典医籍以及历代名医著作有关脏腑论述的错误,打破对古人的一味尊崇,表现出求真求实的科学精神。他反复强调实践的重要性,"医家立言著书,心存济世者,乃良善之心也。必须亲治其症,屡验方法,万无一失,方可传与后人"。任何事物的发展需要建立在已有事物的基础之上,同时新事物要有所成,在脱胎于旧事物之时,也要有其新的东西。医术发展也是如此,一方面不能自我作师,不经检验而妄加臆测;另一方面,不可一味信古,以为古人书上写的都是不可动摇的。历代名医正是在实践的基础上,辨证地看待继承与发展的问题,将两者看作矛盾统一的整体。这些医家不迷信权威,实事求是的态度使他们能够较好地把握问题的关键,从而继承并发扬古代的医学,自己也成了一代医学宗师。

三、博览群书,学识渊博

历代中医名家的成功,均有全面深厚的文化底蕴的培养作为基础。他们熟习儒家,乃至道家、佛家,深悟天人之学,具有扎实的文化基础。中医学不仅是一门专业学问,它还涉及中国文化的方方面面。如晋代葛洪,是著名的儒生、道士和医家,一身而三任,熔宗教、科学于一炉,在我国思想史、宗教史、哲学史、医学史上占有重要的一页。他幼年经常"农隙之暇,无所读,乃负笈徒步行借,夜辄抄写诵习。贫无纸笔,则伐薪而售以贸之……年十六,始读《孝经》《诗经》《周易》《论语》等儒典。遂以儒学知名于士林",但他对非儒众书"无不暗诵精持,自正经、诸史、百家之言,下至短杂文章,曾所披涉近万卷,竟不成纯儒"。又如金代名医李杲"幼年即业儒术,曾受《春秋》于冯内翰书献,学《论语》《孟子》《尚书》于王内翰从之……习医期间,苦读深究,朝思夕惟。《本草纲目》《难经》《素问》诸经及各家方书,莫不备览"。个人综合素质的全面提高,是中国历代名医成功的必由之路。

第二节 中医历史上的文化名人选介

中医历史上的文化名人众多,无法一一呈现,现选择数位有代表性的做简单介绍。

一、岐伯

岐伯是我国远古时代最著名的医生。一般认为,岐伯家居岐山(今陕西省岐山)一带。岐伯从小善于思考,有远大志向,喜欢观察日月星辰、风土寒暑、山川草木等自然界的事物和现象。岐伯还懂音乐,会做乐器,测量日影,多才多艺,才智过人。后见许多百姓死于疾病,便立志学医,四处寻访良师益友,精于医术脉理,遂成为名震一时的医生。黄帝为疗救民疾,尊他为老师,一起研讨医学问题。《黄帝内经》多数内容即以他与黄帝答问的体裁写成。所以,记载岐伯最早的文献是《黄帝内经》。

岐伯又被尊称为"岐天师",意为懂得修养天真的先知先觉者。张志聪《黄帝内经素问集注》卷一:"天师,尊称岐伯也。天者,谓能修其天真。师乃先知先觉者也,言道者上帝之所贵,师所以传道而设教,故称伯曰天师。"

据史书记载,目前所知托名岐伯的著作约有 8 种:《汉书·艺文志》载《黄帝岐伯按摩》十卷;《隋书·经籍志》载《岐伯经》十卷;《新唐书·艺文志》载《岐伯灸经》一卷;《宋史·艺文志》载《岐伯针经》一卷;《通志·艺文略》载《黄帝岐伯针论》二卷;《通志·艺文略》载《岐伯精藏论》一卷;《崇文总目》载《黄帝岐伯论针灸要诀》一卷;《竹堂书目》载《岐伯五藏论》。以上诸书皆已佚,仅存书目,因此只能从书名知其与岐伯有关,内容主要是针灸、按摩、脏象等,而不能确定为岐伯所著,因为古代"世俗人多尊古而贱今,故为道者,必托之于神农、黄帝而后能入说"。

岐黄为岐伯与黄帝二人的合称,相传二人为医家之祖。中医学奠基之作《黄帝内经》的主要内容以黄帝、岐伯问答的体裁写成,因而后世即以"岐黄"代称《黄帝内经》。并由此引申而专指正统中医、中医学,更多的则是作为中医、中医学的代称。同时,由"岐黄"组合的新词,也各有自己相应的意义。如"岐黄之术""岐黄之道"指中医学术或医术、中医理论;"岐黄家"指中医生、中医学家;"岐黄书"指中医书;"岐黄业"指中医行业;等等。有关岐伯与岐黄的研究发现,其中充满了浓郁的中国传统文化气息,由此说明中医药学与其母体文化的密切关系。

二、扁鹊

扁鹊(公元前 407—公元前 310),姓秦,名媛,字越人,尊称扁鹊,是战国时著名医学家。

扁鹊在青年时曾替贵族管理客馆,结识名医长桑君,得其真传,擅长各科,开始行医生涯。他天资聪颖,善于汲取来自前代医师和民间的经验,掌握多种治疗方法,医术达到炉火纯青的地步,随后巡诊列国。因其医术高明,被当时百姓尊称为神医,并借用上古神话中黄帝时期的神医"扁鹊"的名号来称呼他。

扁鹊名声传扬天下。他到邯郸时,闻知当地人尊重妇女,就做治妇女病的医生;到洛阳时,闻知周人敬爱老人,就做专治耳聋、眼花、四肢痹痛的医生;到了咸阳,闻知秦人喜爱孩子,就做治小孩疾病的医生;他随着各地的习俗来变化自己的医治范围,"随俗为变",成长为医、药、技全面发展的"全科医生"。

公元前 357 年扁鹊路过齐国。蔡桓侯接见他时,他望了桓侯的皮肤颜色后,对他说:"君有疾在腠理,不治将深。"桓侯答道:"寡人无疾。"他离开后,桓侯就对左右的人说:"医之好利,欲以不疾为功。"过了五天,他见到桓侯又说:"君有疾在血脉,不治恐深。"桓侯仍答道:"寡人无疾。"他辞出后,桓侯很不高兴。过了几天,再次见到桓侯时,他又郑重地说:"君有疾在肠胃间,不治将深。"桓侯很不愉快,没有理睬。又过几天,扁鹊复见桓侯。看见桓侯的脸色,吃惊地溜走了。桓侯便派人追问原因,他说:"疾之居腠理也,汤熨之所及也;在血脉,针石之所及也;在肠胃,酒醪之所及也;其在骨髓,虽司命无奈之何,今在骨髓,臣是以无请也。"不久,桓侯病发,派人去请他治疗,可是他已取道魏国,跑到秦国去了。桓侯终因病深,医治无效而死。

一次,扁鹊到了虢国,听说虢国太子暴亡不足半日,还没有装殓。于是,他赶到宫门告诉中庶子,称自己能够让太子复活。中庶子认为是无稽之谈。扁鹊说:"如果不相信我的话,可试着诊视太子,应该能够听到他耳鸣,看见他的鼻子肿了,并且大腿及至阴部还有温热之感。"中庶子闻言赶快入宫禀报,虢君大惊,亲自出来迎接扁鹊。扁鹊说:"太子所得的病,是所谓'尸厥'。人接受天地之间的阴阳二气,阳主上主表,阴主下主里,阴阳和合,身体健康;现在太子阴阳二气失调,内外不通,上下不通,导致太子气脉纷乱,面色全无,失去知觉,形静如死,其实并没有死。"扁鹊命弟子协助用针砭急救,刺太子三阳五会诸穴。太子果然醒来。扁鹊又将方剂加减,使太子坐了起来。又用汤剂调理阴阳,二十多天后,太子的病就痊愈了。

秦武王与武士们举行举鼎比赛,伤了腰部,疼痛难忍,吃了太医李醯的药,不见好转。有人将神医扁鹊已来到秦国的事告诉武王,武王便传令扁鹊入宫。扁鹊用力在武王腰间推拿几下,又让武王自己活动几下,武王立刻感觉好了许多。接着扁鹊又给武王服了一剂汤药,其病状完全消失。武王大喜,想封扁鹊为太医令。李醯知道后,担心扁鹊日后超过他,便在武王面前极力阻挠,称扁鹊不过是"草莽游医",武王半信半疑,但没有打消重用扁鹊的念头。李醯决定除掉扁鹊这个心腹之患,派了两个刺客,想刺杀扁鹊,却被扁鹊的弟子发觉,暂时躲过一劫。扁鹊只得离开秦国,他们沿着骊山北面的小路走,李醯派杀手扮成猎户的样子,半路上劫杀了扁鹊。

扁鹊在诊视疾病的过程中,已经应用中医全面的诊断技术,即后来的中医四诊法,当时扁鹊称它们为望色、听声、写影和切脉。他精于望色,通过望色判断病证及其病程演变和预后。扁鹊精于内、外、妇、儿、五官等科,已经应用砭刺、针灸、按摩、汤液、热熨等多种方法综合治疗疾病。扁鹊的切脉诊断法具有很高的水平,《史记》称赞扁鹊是最早将脉诊应用于临床的医生,并且提出了相应的脉诊理论。扁鹊十分重视疾病的预防,从蔡桓侯这个案例来看,他多次劝说及早治疗的行为中,就寓有防病于未然的思想。他认为对疾病需要预先采取措施,把疾病消灭在萌芽里,这样可以达到事半功倍的效果。

《汉书·艺文志》载《扁鹊内经》《扁鹊外经》均佚。尽管如此,扁鹊奠定了祖国传统医学诊断法的基础。司马迁赞曰:"扁鹊言医,为方者宗。守数精明,后世修序,弗能易也。"扁鹊用一生的时间,认真总结前人和民间的经验,结合自己的医疗实践,在诊断、病理、治法上对中医做出了卓越的贡献。扁鹊的医学经验,在我国医学史上占有承前启后的重要地位,对我国医学发展产生了重大影响。

三、张仲景

张仲景,名机,字仲景,东汉南阳人,大约生于150—154年、卒于215—219年,是东汉末年著名医学家,被后人尊称为"医圣"。张仲景写出传世巨著《伤寒杂病论》,他所确立的辨证论治原则,是中医临床的基本原则,是中医的灵魂所在。《伤寒杂病论》创造了很多剂型,记载了大量有效的方剂。其所提出的六经辨证的治疗体系,受到历代医学家的推崇。《伤寒杂病论》是中国第一部从理论到实践、确立辨证论治法则的医学专著,是中国医学史上影响最大的著作之一,是后世学者研习中医必备的经典著作。

张仲景出生在一个没落的官僚家庭,其父亲张宗汉是个读书人,在朝廷做官。由于家庭的特殊条件,他从小有机会接触到许多典籍。他笃实好学,博览群书,从史书上看到扁鹊望诊蔡桓侯的故事,对扁鹊高超的医术非常钦佩,"余每览越人入虢之诊,望齐侯之色,未尝不慨然叹其才秀也"。当时的社会处于动乱,人心涣散,朝政不安。农民起义此起彼伏,黎民百姓饱受战乱之灾,加上疫病流行,很多人死于非命,"生灵涂炭,横尸遍野",惨不忍睹。府衙自顾不暇,为争权夺势,发动战争。张仲景从小厌恶官场,轻视仕途,怜悯百姓,萌发了学医救民的愿望。汉桓帝延熹四年(161年),10岁左右的张仲景就拜同郡医生张伯祖为师,学习医术。

张伯祖是一位有名的医家,性格沉稳,生活简朴,对医学刻苦钻研。每次给患者看病、开方,都十分细心,深思熟虑。经他治疗过的患者,十有八九都能痊愈,因此他很受百姓尊重。张仲景学医非常用心,无论外出诊病、抄方抓药,还是上山采药、回家炮制,从不怕苦怕累。张伯祖非常喜欢这个学生,把毕生行医积累的丰富经验,毫无保留地传给他。张仲景进步很大,很快成了一个有名气的医生,以至"青出于蓝而胜于蓝",超过他的老师。当时的人称赞他"其识用精微过其师"。

汉代从汉武帝开始实行举"孝廉""良才"的选官制度。"举孝廉"是汉代发现和培养官吏预备人选的一种方法,它规定每二十万户中每年要推举孝廉一人,由朝廷任命官职。被举之学子,除博学多才外,更须孝顺父母,行为清廉,故称为孝廉。在汉代,"孝廉"已作为选拔官员的一项科目,没有"孝廉"品德者不能为官。东汉末期多举世家子弟,仲景承袭家门,在灵帝时(168—189年)被州郡举为孝廉,进入官场。在建安年间(196—219年)被朝廷指派为长沙太守。

尽管为官,张仲景仍用自己的医术,为百姓解除病痛。在封建时代,做官的不能随便进入民宅,接近百姓。可是不接触百姓,就不能为他们治疗,自己的医术也就不能长进。于是张仲景择定每月初一和十五两天,大开衙门,不问政事,让有病的百姓进来,他端端正正地坐在大堂上,挨个仔细地为百姓诊治。

他让衙役贴出安民告示,告诉老百姓这一消息。他的举动在当地产生了强烈的震动,老百姓非常高兴,对张仲景更加拥戴。时间久了便形成了惯例,每逢农历初一和十五的日子,他的衙门前便聚集了来自各方求医看病的百姓,甚至有些人带着行李远道而来。后来人们就把坐在药铺里给人看病的医生,通称为"坐堂医生",用来纪念张仲景。

张仲景看到百姓对他非常信任,在医术上更加精益求精,不断探索。他大量采集民间验方,进行认真研究。有时甚至不畏路途遥远,拜师取经。有一次他听说襄阳城里同济堂有个绰号"王神仙"的名医,对治疗扭背疽很有经验。他立即带着行李,长途跋涉几百里,去拜"王神仙"为师。对"王神仙"

在药性、医道各方面的独到之处都用心学习研究,获益很大。同时,张仲景广泛搜集古今治病的有效方药,甚至对民间验方也尽力搜集。他对民间喜用的针刺、灸烙、温熨、药摩、坐药、洗浴、润导、浸足、灌耳、吹耳、舌下含药、人工呼吸等多种具体治法都——加以研究,广积资料。

张仲景仔细研读过《素问》《灵枢》《难经》《阴阳大论》《胎胪药录》等古代医书。其中《素问》对他的影响最大。《素问》说:"夫热病者,皆伤寒之类也。"又说:"人之伤于寒也,则为病热。"张仲景根据自己的实践发展了这个理论。他认为伤寒是一切热病的总名称,也就是一切因为外感而引起的疾病,都可以叫作"伤寒"。他还对前人留下来的辨证论治的治病原则,认真地加以研究,提出了"六经论伤寒"的新见解。

东汉末年,战乱频繁,不断的战争导致瘟疫流行。建安年间,瘟疫大流行,前后达 5 次之多,很多人丧生,一些市镇变成了空城,其中尤以死于伤寒病的人最多。如张仲景的家族,原来有 200 多人,自汉献帝建安元年(196 年)以来,在不到 10 年的时间里,就死了三分之二,其中有十分之七死于伤寒病。一些庸医趁火打劫,不给患者认真诊脉,"按寸不及尺,握手不及足",和患者相对片刻,便开方抓药,只知道赚昧心钱。更多的人,虽师承名医,却不思进取,因循守旧,不精心研究医方、医术,以解救百姓的病痛,而是竞相追逐权势荣耀,忘记了自己的本分。张仲景对这些人非常气愤,痛加斥责,他决心要控制瘟疫的流行,根治伤寒病。从此他"勤求古训,博采众方",刻苦研读《素问》《灵枢》《八十一难》《阴阳大论》《胎胪药录》等古代医书,继承《黄帝内经》等古典医籍的基本理论,广泛借鉴其他医家的治疗方法,结合个人临床诊断经验,研究治疗伤寒杂病的方法,并于建安十年(205 年)开始着手撰写《伤寒杂病论》。

经过几十年的奋斗,张仲景收集了大量资料,结合他个人在临床实践中的经验,写出了《伤寒杂病论》十六卷(又名《伤寒卒病论》)。这部著作在建安十年左右写成,而后"大行于世"。晋代名医王叔和对其加以整理,到了宋代,渐分为《伤寒论》和《金匮要略》二书。

《伤寒杂病论》是集秦汉以来医药理论之大成,并广泛应用于医疗实践的专书,是我国医学史上影响最大的古典医著之一,也是我国第一部临床治疗学方面的巨著。《伤寒杂病论》的贡献,首先在于确立并发展了中医辨证论治的基本法则。

张仲景把疾病发生、发展过程中所出现的各种症状,根据病邪入侵经络、脏腑的深浅程度,患者体质的强弱,正气的盛衰,以及病势的进退缓急和有无宿疾(其他旧病)等情况,加以综合分析,寻找发病的规律,以便确定不同情况下的治疗原则。他创造性地把外感热性病的所有症状,归纳为六个证候群(即六个层次)和八个辨证纲领,以六经(太阳、少阳、阳明、太阴、少阴、厥阴)来分析归纳疾病在发展过程中的演变和转归,以八纲(阴阳、表里、寒热、虚实)来辨别疾病的属性、病位、邪正消长和病态表现。由于确立了分析病情、认识证候及临床治疗的法度,因此辨证论治不仅为诊疗一切外感热病提出了纲领性的法则,同时也给中医临床各科找出了诊疗的规律,成为指导后世医家临床实践的基本准绳。

《伤寒杂病论》的体例是以六经统病证,周详而实用。除介绍各经病症的典型特点外,还叙及一些非典型的症情。例如发热、恶寒、头项强痛,脉浮,属表证,为太阳病。但同是太阳病,又分有汗无汗、脉缓脉急之别。其中有汗、脉浮缓者属太阳病中风的桂枝汤证;无汗、脉浮紧者,属太阳病伤寒的麻黄汤证;无汗、脉紧而增烦躁者,又属大青龙汤证。这样精细的辨证及选方用药法则,使医家可执简驭繁,面对各类复杂的证候都能稳操胜券。除了辨证论治的原则之外,张仲景还提出了辨证的灵活性,以应付一些较为特殊的情况。如"舍脉从证"和"舍证从脉"的诊断方法。即辨证必须有望、闻、问、切四诊合参的前提,如果出现脉、证不符的情况,就应该根据病情实际,认真分析,摒除假象或次要矛盾,以抓住证情本质,或舍脉从证,或舍证从脉。阳证见阴脉、表证见沉脉、证实脉虚,其实质都是证有余而脉不足,即当舍证从脉而救里;阴证见阳脉,提示病邪有向表趋势;里证见浮脉,多提示表证未尽解。证虚脉实,则宜舍脉从证。脉、证取舍的要点是从"虚"字着眼,即证实脉虚从脉,证虚脉实从证。这无疑为医者理清临床上乱麻一般的复杂症情,提供了可供遵循的纲要性条例。

对于治则和方药,《伤寒杂病论》的贡献也十分突出。书中提出的治则以整体观念为指导,调整阴阳,扶正祛邪,还录有汗、吐、下、和、温、清、消、补诸法,并在此基础上创立了一系列卓有成效的方剂。据统计,《伤寒论》载方113个,《金匮要略》载方262个,除去重复,两书实收方剂269个。这些方剂均有严密而精妙的配伍,例如桂枝与芍药配伍,若用量相同(各三两),即为桂枝汤;若加桂枝三两,则可治奔豚气上冲;若倍芍药,即成治疗腹中急痛的小建中汤;若桂枝汤加附子、葛根、人参、大黄、茯苓等还可衍化出几十个方剂。其变化之妙,疗效之佳,令人叹服。该书对于后世方剂学的发展,诸如药物配伍及加减变化的原则等都有着极其深远的影响,而且一直为后世医家所遵循。其中许多著名方剂在现代卫生保健中仍然发挥着巨大作用。例如:治疗乙型脑炎的白虎汤,治疗肺炎的麻杏石甘草汤,治疗急、慢性阑尾炎的大黄牡丹汤,治疗胆道蛔虫的乌梅丸,治疗痢疾的白头翁汤,治疗急性黄疸型肝炎的茵陈蒿汤,治疗心律不齐的炙甘草汤,治疗冠心病、心绞痛的瓜蒌薤白白酒汤等,都是临床中常用的良方。另在剂型上此书也勇于创新,其种类之多,已大大超过了汉代以前的各种方书,有汤剂、丸剂、散剂、膏剂、酒剂、洗剂、浴剂、熏剂、滴耳剂、灌鼻剂、吹鼻剂、灌肠剂、阴道栓剂、肛门栓剂等。此外,对各种剂型的制法记载甚详,对汤剂的煎法、服法也交代颇细。所以后世称张仲景的《伤寒杂病论》为"方书之祖",称该书所列方剂为"经方"。

《伤寒杂病论》对针刺、灸烙、温熨、药摩、吹耳等治疗方法也有许多阐述。另对许多急救方法也有收集,如对自缢、食物中毒等的救治就颇有特色。其中对自缢的解救,近似现代的人工呼吸法。这些都是祖国医学中的宝贵资料。

《伤寒杂病论》奠定了张仲景在中医史上的重要地位,并且随着时间的推移,这部专著的科学价值越来越显露出来,成为后世从医者人人必读的重要医籍。张仲景也因对医学的杰出贡献被后人称为"医圣"。清代医家张志聪说过:"不明四书者不可以为儒,不明本论(《伤寒杂病论》)者不可以为医。"该书后来流传海外,亦颇受国外医学界推崇,成为研读的重要典籍。据不完全统计,由晋代至今,整理、注释、研究《伤寒杂病论》的中外学者逾千家。邻国日本自康平年间(相当于我国宋朝)以来,研究《伤寒杂病论》的学者也有近二百家。此外,朝鲜、越南、印度尼西亚、新加坡、蒙古等国的医学发展也都不同程度地受到其影响及推动。对《伤寒论》和《金匮要略》的学习仍是目前我国中医院校开设的主要基础课程之一。

四、华佗

华佗(145—208年),字元化,沛国谯(今安徽省亳州市)人。三国著名医学家。少时曾在外游学,钻研医术而不求仕途,行医足迹遍及安徽、山东、河南、江苏等地。华佗一生行医各地,声誉颇著,在医学上有多方面的成就。

他精通内、外、妇、儿、针灸各科,对外科尤为擅长。后因不服曹操征召被杀,所著医书已佚。

华佗在多年的医疗实践中,非常善于区分不同病情和脏腑病位,对症施治。一日,有军吏二人,俱身热头痛,症状相同,但华佗的处方,却大不一样,一用发汗药,一用泻下药,二人颇感奇怪,但服药后均告痊愈。原来华佗诊视后,已知一为表证,用发汗法可解;一为里热证,非泻下难以为治。

华佗曾经替广陵太守陈登治病,当时陈登面色赤红、心情烦躁,有下属说华佗在这个地方,他就命人去请华佗,为他诊治。华佗先请他准备了十几个脸盆,然后为他诊治,在治疗中陈登吐出了几十盆红头的虫子,华佗又为他开了药,说陈登是吃鱼得的这个病,告诉他这个病三年后还会复发,到时候再向他要这种药,这个病就可以根治了,并且临走时告诉了陈登自家的地址。那年陈登36岁,三年后果然旧病复发,并派人依照地址寻找,可是华佗的药童告诉陈登的使者说华佗上山采药还没回来,也不知道他什么时候能回来,未能得到及时治疗的陈登遗憾病逝。

华佗善于应用心理疗法治病,有一郡守得了重病,华佗去看他。郡守让华佗为他诊治,华佗对郡守的儿子说:"你父亲的病和一般的病不同,有淤血在他的腹中,应激怒他让他把淤血吐出来,这样就能治好他的病,不然就没命了。你能把你父亲平时所做过的错事都告诉我吗?我传信斥责他。"郡守的儿子说:"如果能治好父亲的病,有什么不能说的。"于是,他把父亲长期以来所做不合常理的事情,全都告诉了华佗。华佗写了一封痛斥郡守的信留下,郡守看信后,大怒,派捕吏捉拿华佗,没捉到,郡守盛怒之下,吐出一升多黑血,他的病就好了。

经过数十年的医疗实践,华佗熟练地掌握了养生、方药、针灸和手术等治疗手段,精通内、外、妇、儿各科,临证施治,诊断精确,方法简捷,疗效神速,被誉为"神医"。

华佗也是中国古代医疗体育的创始人之一。他不仅善于治病,还特别提倡养生之道。他曾对弟子吴普说:"人体欲得劳动,但不当使极耳,动摇则俗气得消,血脉流通,病不得生,户枢不朽也。"华佗继承和发展了前人"圣人不治已病,治未病"的预防理论,为年老体弱者编排了一套模仿猿、鹿、熊、虎、鸟五种禽兽姿态的健身操——五禽戏。五禽戏是一套使全身肌肉和关节都能得到舒展的医疗体操。五禽戏的动作模仿虎的扑动前肢、鹿的伸转头颈、熊的伏倒站起、猿的脚尖纵跳、鸟的展翅飞翔等。相传华佗在许昌时，天天指导许多瘦弱的人在旷地上做这个体操。他说："大家可以经常运动，用以除疾，兼利蹄足，以当导引。体有不快，起作一禽之戏，怡而汗出，因以着粉，身体轻便而欲食。"

华佗是中国历史上第一位创造手术外科的专家，也是世界上第一位发明麻醉剂"麻沸散"及发明用针灸医病的先驱者。"麻沸散"为外科医学的开拓和发展开创了新的研究领域。他的发明比美国牙科医生莫顿于1846年成功发明的乙醚麻醉要早1 600多年。他所使用的"麻沸散"是世界上最早的麻醉剂。华佗采用酒服"麻沸散"施行腹部手术，开创了全身麻醉手术的先例。这种全身麻醉手术，在中国医学史上是空前的，在世界医学史上也是罕见的创举。

华佗在当时已能做肿瘤摘除和胃肠缝合一类的外科手术。他的外科手术能力得到了历代医家的推崇。明代陈嘉谟的《本草蒙筌》引用《历代名医图赞》中的诗句概括道："魏有华佗，设立疮科，剔骨疗疾，神效良多。"可见，后世尊华佗为"外科鼻祖"并非虚言。

华佗生活的时代，是在东汉末年三国初期。那时，军阀混乱，水旱成灾，疫病流行，人民处于水深火热之中。当时一位著名诗人王粲在其《七哀诗》里写了这样两句："出门无所见，白骨蔽平原。"目睹这种情况，华佗非常痛恨作恶多端的封建豪强，十分同情受压迫和剥削的劳动人民。为此，他不愿做官，宁愿手持着金箍铃，到处奔波，甘于为人民摆脱疾苦。

华佗看病不受症状表象所惑，他用药精简，深谙身心交互为用的道理。华佗并不滥用药物，且重视预防保健，"治人于未病"，观察自然生态，教人调息生命和谐。但对于病入膏肓的患者，则不加针药，坦然相告。

华佗不求名利，不慕富贵，使他得以集中精力于医药的研究上。《后汉书·华佗传》说他"兼通数经，晓养性之术"，尤其"精于方药"。人们称他为"神医"。他曾把自己丰富的医疗经验整理成一部医学著作，名曰《青囊经》，可惜没能流传下来。但不能就此说，他的医学经验就完全湮没了。因为他培养了许多有作为的学生，如以针灸出名的樊阿，著有《吴普本草》的吴普，著有《本草经》的李当之，把他的经验部分地继承了下来。至于现存的华佗《中藏经》，则是宋人的作品，是假借他的名字出版的。但其中也可能包括一部分当时尚残存的华佗著作的内容。

华佗批判地继承了前人的学术成果，在总结前人经验的基础上，创立了新的学说。中国的医学到了春秋时代已经有辉煌的成就，而扁鹊对于生理病理的阐发可谓集其大成。华佗的学问有可能从扁鹊的学说发展而来。同时，华佗对同时代的张仲景的学说也有深入的研究。他读到张仲景著的《伤寒杂后论》第十卷时，高兴地说"此真活人书也"，可见张仲景学说对华佗的影响很大。华佗循着前人开辟的途径，脚踏实地开创新的天地，例如当时他就发现了体外挤压心脏法和口对口人工呼吸法。在他的所有发现中最突出的，应数麻醉术"酒服麻沸散"的发明和体育疗法"五禽戏"的创造。

在华佗之前就曾有人利用某些具有麻醉性能的药品作为麻醉剂，不过，他们或用于战争，或用于暗杀，没有真正用于动手术治病的。华佗总结了这方面的经验，又观察了人醉酒时的沉睡状态，发明了使用酒服麻沸散的麻醉术，正式用于医学，从而大大提高了外科手术的技术和疗效，并扩大了手术治疗的范围。

《三国志》评曰："华佗之医诊，杜夔之声乐，朱建平之相术，周宣之相梦，管辂之术筮，诚皆玄妙之殊巧，非常之绝技矣。昔史迁著扁鹊、仓公、日者之传，所以广异闻而表奇事也。故存录云尔。"《后汉书》记载荀彧时曾说："佗方术实工，人命所悬，宜加全宥。"

华佗是中国医学史上为数不多的杰出的外科医生之一，他善用麻醉、针、灸等方法，并且擅长开胸破腹的外科手术。外科手术并非建立在"尊儒"的文化基础上的中医学的主流治法，在儒家"身体发肤，受之父母"的主张之下，外科手术在中医学当中并没有大规模地发展起来。有些医史学家考证出，华佗所用的治疗方法在印度医学中有所记载，他使用的麻沸散中的主要药物"曼陀罗花"也是印度所产，因此学界推测华佗一生游历于中原各地，他很有可能有机会认识了来自印度的这种植物，并探索了它的特殊作用，从而创造性地将其应用于疾病的治疗。

中医外科远在汉代，就曾经达到过相当高的水平，但随着时间的推移和中医学在理论和实践方法上的不断进步，大部分的疾病都可以通过针灸、药物等治疗方法达到治愈的效果，而这些痛苦大、损伤重、伤经断络的外科方法就渐渐被更加"文明"和"简便"的内治法取代了。在这种条件下，中医学同样得到了长足的发展，许多其他医学不得不承认它卓越的科学性及其理论的精妙深远。

参考文献

[1]李习平,唐昌敏.中国中医药政策与发展研究[M].武汉:华中科技大学出版社,2020.

[2]毛嘉陵.中国中医药文化发展报告[M].北京:社会科学文献出版社,2020.

[3]黄永生,苏鑫,张韶峰.中医药文化与实用技术[M].北京:中国中医药出版社,2020.

[4]南征,冯健,张宁苏.中医药文化与实用技术[M].北京:中国中医药出版社,2020.

[5]程勇,石云,蔡轶明.中医药走向世界研究从一带一路再出发[M].上海:上海科学技术出版社,2022.

[6]陈庆.中医药传统知识医药信息专用权研究[M].北京:社会科学文献出版社,2022.

[7]肖勇,朱佳卿,刘群峰,等.中医药信息标准编制要求与方法[M].北京:中国中医药出版社,2022.

[8]戴铭,周祖亮.中医药文化与健康知识[M].北京:人民卫生出版社,2022.

[9]高永翔,沈欣.中医药免疫学[M].北京:科学出版社,2022.

[10]张其成.读懂中医药文化[M].北京:人民卫生出版社,2022.

[11]田书立.中西医价值认同与发展[M].北京:中国中医药出版社,2021.

[12]卢颖,韩晓雯.医药文物背后的故事[M].北京:中国中医药出版社,2021.

[13]王诗源,尹永田,庄子凡.中医药文化传承系列漫画中医文化故事医事药闻[M].北京:中国医药科学技术出版社,2021.

[14]裴林,陈虎,王绛辉.走近中医药文化[M].世界图书出版公司长春有限公司,2021.

[15]张宗明.中医药走出去的文化自觉与自信[M].南京:东南大学出版社,2021.

[16]毛国强.全国中医药文化进校园研究与实践[M].天津:天津社会科学院出版社,2021.

[17]王诗源.中医药文化思政教育[M].济南:山东大学出版社,2021.

[18]赵歆,单丹雅,甄雪燕.青少年中医药文化[M].北京:北京出版社,2021.

[19]王海莉.中医药文化探微[M].郑州:河南科学技术出版社,2021.